中医师承学堂
李士懋田淑霄医学全集

论汗法

（第 2 版）

李士懋　田淑霄　著

全国百佳图书出版单位
中国中医药出版社
·北 京·

图书在版编目（CIP）数据

论汗法 / 李士懋，田淑霄著 . — 2 版 . —北京：中国中医药出版社，
2024.3

（中医师承学堂）

ISBN 978-7-5132-8549-0

Ⅰ.①论…　Ⅱ.①李…　②田…　Ⅲ.①解表—研究　Ⅳ.① R243

中国国家版本馆 CIP 数据核字（2023）第 225311 号

中国中医药出版社出版

北京经济技术开发区科创十三街 31 号院二区 8 号楼

邮政编码　100176

传真　010-64405721

廊坊市佳艺印务有限公司印刷

各地新华书店经销

开本 710×1000　1/16　印张 12.5　字数 187 千字

2024 年 3 月第 2 版　2024 年 3 月第 1 次印刷

书号　ISBN 978-7-5132-8549-0

定价　50.00 元

网址　www.cptcm.com

服 务 热 线　010-64405510

购 书 热 线　010-89535836

维 权 打 假　010-64405753

微信服务号　**zgzyycbs**

微商城网址　**https://kdt.im/LIdUGr**

官 方 微 博　**http://e.weibo.com/cptcm**

天猫旗舰店网址　**https://zgzyycbs.tmall.com**

内容提要

　　汗法是中医治病的八法之一，是祛邪外出的重要方法，具有重大的理论意义和临床实用价值。

　　本书提出下列见解：

　　1. 汗法不仅用于表证，亦用于里证，亦用于虚实相兼证。

　　2. 提出汗法的概念、汗的本质、汗出机理、汗的分类、测汗法、汗法分类、纹理网络概念、辅汗三法、汗法实用指征、对仲景禁汗及汗后转归的探讨。

　　书中列个人汗法实践医案一百余则，可作为汗法临床应用有效的明证。

我们毕生献身于中医事业，也深深地热爱中医事业。愿中医学发扬光大，再创辉煌，光耀世界。

——李士懋　田淑霄

作者简介

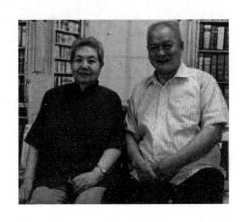

　　李士懋（1936—2015），男，生于山东省烟台市黄县，1956年毕业于北京101中学，1962年毕业于北京中医学院（现北京中医药大学，下同）。后任河北中医学院（现河北中医药大学）教授、主任医师、博士研究生导师，为第二、三、四批全国老中医药专家学术经验继承工作指导老师。2008年获河北"十二大名医"称号，2014年被授予第二届"国医大师"称号。

　　田淑霄（1936—2013），女，生于河北省保定市蠡县，1956年毕业于北京实验中学，1962年毕业于北京中医学院。后任河北中医学院教授、主任医师、硕士研究生导师、中医临床博士研究生导师。享受国务院政府特殊津贴专家。为第三、四批全国老中医药专家学术经验继承工作指导老师。2008年获河北"十二大名医"称号。

　　他们夫妻二人相濡以沫，从医50余年来，合著以"溯本求源、平脉辨证"为主线的十几本专著，纂为《李士懋　田淑霄医学全集》。

丛书前言

我们从医 50 余年来，曾东一耙子西一扫帚地写了十几本专著，皆有感而发。今应中国中医药出版社之邀，经修改、增删、重新编排，合为《李士懋田淑霄医学全集》。抚思所著，始终有一主线贯穿其间，即"溯本求源，平脉辨证"。

当前，由于国家的重视、支持，中医呈现空前大好机遇，然亦面临生死存亡的挑战，此非耸人听闻，而是现实的危险。其原因固多，而中医队伍学术思想混乱乃一死穴。学术思想的混乱，集中表现于辨证论治这一核心特色上，众说纷纭，莫衷一是，令人迷茫。难怪一些中医老前辈振臂高呼"中医要姓中"，几千年的中医学如今连姓什么都不知道了，岂不哀哉！

怎么办？我们在半个多世纪领悟经典、临床磨砺、苦苦求索的基础上，提出"溯本求源，平脉辨证"。辨证论治是中医的核心特色，我们更提出"平脉辨证"是辨证论治体系的精髓、灵魂。贯穿全部拙著的主线为"溯本求源，平脉辨证"；指导我们临床诊治的亦此主线；自古以来，中医著作汗牛充栋，衡量其是非优劣的标准亦此主线；判断当今诸多学说、著作、论文、科研成果是非高下的标准仍为此主线。吾等已垂垂老矣，尚奋力鼓呼，缘于对中医学的难解情缘。

李士懋 田淑霄

2012 年 10 月

再版说明

李士懋、田淑霄系列著作的"单行本"和"全集"出版以来，深受读者欢迎。现根据读者反馈见进行修订再版。

李士懋、田淑霄夫妇在半个多世纪领悟经典、临床磨砺、苦苦求索的基础上，提出"溯本求源，平脉辨证"的核心学术特色，并将其系列著作在中国中医药出版社予以出版。

李士懋、田淑霄夫妇的全部著作共分七个部分：

第一部分为溯本求源，名为《平脉辨证仲景脉学》《伤寒论冠名法求索》《平脉辨证经方时方案解》，主要谈仲景是如何创立并应用辨证论治体系的。

第二部分为脉学研究，名为《平脉辨证脉学心得》，主要谈作者在脉学方面的一些见解。

第三部分为平脉辨证这一体系的实例印证，名为《平脉辨证治专病》《田淑霄中医妇科五十六年求索录》《平脉辨证传承实录百例》。

第四部分为平脉辨证温病研究，名为《平脉辨证温病求索》。

第五部分为平脉辨证治疗大法求索，名为《论汗法》《火郁发之》。

第六部分为医案选编，名为《平脉辨证相濡医案》。

第七部分为论文选编，名为《平脉辨证相濡医论》。

我们期待：

"平脉辨证"的学术思想，能够被更多一线医生传承、弘扬、发展。

国医大师李士懋传承工作室

2023 年 12 月

目录

CONTENTS

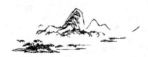

论汗法导论

汗法，是中医治疗疾病的八法之一，是驱邪外出的重要法则。汗法的理论源自《内经》（《黄帝内经》，下同），其辨证论治体系奠基于仲景。河间将汗法推至顶峰，认为中医治病应以攻邪为先，邪去而元气自复。驱邪之法有汗、吐、下，三法可以兼众法，无第四法也。晚近汗法已渐趋荒疏、萎缩，令人惋惜。为继承发扬中医学这一重要法则，故对汗法相关问题进行探讨。

一、汗法的概念

汗法，是通过发汗以驱逐外邪的一种方法。汗法，包括药物发汗，以及针灸、熏蒸、热熨、火疗方法等。本书重点讨论药物发汗法。

这里所说的汗法，是指狭义汗法而言，并不包括广义汗法。关于狭义汗法与广义汗法之分，将于汗法分类中论之。

凡病，从邪正关系来讲，皆是邪正相互斗争、转化的结果。祛邪是中医治病的一大法门，汗法乃其一也。

邪乃致病因素，包括外因、内因、不内外因。汗法所驱之邪，乃外感六淫之邪。六淫之邪，依其性质，又分为阳邪与阴邪，阳邪所犯，从口鼻而入，首先犯肺，引发温病。而温病忌汗，非狭义汗法所宜。所以，狭义汗法主要针对外因之中的阴邪。

阴邪所犯，可犯皮毛、肌腠、经脉、筋骨，固当汗而发之；阴邪犯里，位在脏腑者，亦当汗而解之，以驱邪外出。若正虚又兼阴邪所犯者，其部位无论在外在里，皆当扶正发汗以祛邪。若正虚阴邪所犯，又有其他兼邪者，则扶正发汗兼顾他邪，相伍而用。

1

若纯为阳虚，并无外邪，而阴寒凝痹者，在扶正基础上，亦可用辛温发汗法。此时用辛温发汗法，方义已变，目的不在于驱寒邪，而在于激发阳气以解寒凝。

二、汗的本质

汗，是津液外渗于肌肤，称之为汗。《灵枢·决气》曰："何谓津？岐伯曰：腠理发泄，汗出溱溱，是谓津。何谓液？岐伯曰：谷入气满，淖泽注于骨，骨属屈伸，泄泽，补益脑髓，皮肤润泽，是谓液。"这段经文，明确指出是津液外渗于肌肤而为汗，濡养润泽肌肤、毫毛，因而皮肤固密润泽。正常人体，都有微量的津液渗于肌肤，而起到充皮肤、肥腠理、润泽肌肤的作用。这种微量的汗，可称为常汗、生理之汗，属正汗范畴。

这段经文还提出了正汗产生的两个必备条件：一是"腠理发泄""泄泽"，津液能够外达，必须阴阳升降出入的道路畅通，方能阳加于阴而泄泽，津液外达于肌肤以充养润泽；另一条件为阴阳充盛，即"谷入气满"。谷入于胃，脾化生精微，转输至周身，渗入骨而骨可屈伸；注于脑而补益脑髓，髓海充盈，精气旺盛；外达肌肤，润泽皮毛。这两个条件，一是阴阳旺盛，二是阴阳升降出入道路通畅，方可阳加于阴而为汗。

《素问·评热病论》曰："人之所以汗出者，皆生于谷，谷生于精。""汗者，精气也。"《素问·宣明五气》："五脏化液，心为汗。"故有汗为心之液、汗血同源、精血同源之说。这些经典论述揭示了一个重要理论，即正汗，不是简单的水液外泄，而是人体津液、谷气、精血、阴阳充盛，且腠理发泄，阴阳升降出入畅达的体现。所以正汗的本质，是人体的精气，是阴阳充盛调和的结果。

三、汗出机理

《素问·阴阳别论》云："阳加于阴谓之汗。"这句话是理解生理之汗、邪汗、正汗、发汗法、测汗法的理论渊源。悟彻了这句话，就掌握了有关汗的所有理论的关键。理论的价值在于指导实践，若能从理论高度对汗有个深刻的认识，就可以把握全局，运用自如。

《素问·阴阳应象大论》曰："清阳为天，浊阴为地。地气上为云，天气下为雨。"《素问·六微旨大论》曰："升已而降，降者为天；降已而升，升者谓地。天气下降，气流于地；地气上升，气腾于天。故高下相召，升降相因，而变作矣。"人身的常汗、正汗，就是阴阳充盛，且升降不息的结果。

后世论汗者，皆遵《内经》之理论，如吴鞠通于《温病条辨》中，根据《内经》的理论，进一步阐明汗的机理，曰："汗也者，合阳气阴精蒸化而出者也。""汗之为物，以阳气为运用，以阴精为材料。"张锡纯曰："人身之有汗，如天地之有雨，天地阴阳和而后雨，人身亦阴阳和而后汗。"

人身之阴阳和，必须具备两个条件：一是阴阳充盛，二是阴阳升降出入道路畅通，方能高下相召，阴阳相因，阳加于阴而为汗。

阳之充盛：阳气根于肾，此为先天之阳；脾为后天之本，化生饮食精微，卫阳出中焦；卫阳赖上焦宣发，故又曰"卫出上焦"。阳气，又由心主宰，肝的一阳升发疏达。所以阳的充盛与运行涉及五脏六腑及经络血脉各组织器官。

阴之充盛：阴根于肾，生于中焦，敷布于上焦。关于后天水液的生成、输布、代谢，亦是一个复杂的过程。《素问·经脉别论》曰："饮入于胃，游溢精气，上输于脾。脾气散精，上归于肺，通调水道，下输膀胱，水精四布，五经并行，合于四时五脏阴阳，揆度以为常也。"此代谢过程，涉及胃、脾、三焦、膀胱，尚有肾的气化，肝的疏泄，六腑的气降，经络血脉的通调，共同完成这一复杂的生理过程。

阴阳升降出入，运行敷布的道路畅通，是阳加于阴的另一重要条件。但阴阳升降出入的道路是什么？《灵枢·本脏》曰："肾合三焦膀胱，三焦膀胱者，腠理毫毛其应。"肾阳与肾阴的敷布，是通过三焦而运行于周身，直至肌肤毫毛。

关于三焦的功能，一是通行元气，一是水液运行的道路。《素问·灵兰秘典论》曰："三焦者，决渎之官，水道出焉。"决渎，即疏通水道之意。这段经文，强调三焦有运行人身水液的功能，是水液代谢的通道。水液的正常代谢，又需阴液充盛，阳气旺，且能通调敷布，方能蒸腾阴液布于周身，水液方能正常代谢。

《灵枢·五癃津液别》曰："三焦出气，以温肌肉，充皮肤，为其津；其流而不行者为液。"《灵枢·决气》曰："上焦开发，宣五谷味，熏肤、充身、泽毛，若雾露之溉，是谓气。"《灵枢·五味》曰："上焦者，受气而营诸阳者也。"《素问·调经论》云："阳受气于上焦，以温皮肤分肉之间。"由上述经文可知三焦不仅是水道，也运行阳气、营阴。所以《难经·六十六难》云："三焦者，原气之别使也，主通行三气。"三气，是指宗气、营气、卫气，包括人体的阴阳二气，合而论之，即人体的真元之气，故称三焦为原气之别使。

三焦通行元真的具体道路是什么？《金匮要略·脏腑经络先后病脉证》篇，对三焦具体的通道做了明确的解释，曰："腠者，是三焦通会元真之处；理者，是皮肤脏腑之文理也。"文理者，即纹理也，是指脏腑及皮肤的组织间隙形成的纹理。试观人体的皮肤，纵横交错，布满纹理。这种间隙，可大小粗细不等，小者，可微细至肉眼难以看见，直至细胞之间的间隙，皆为此纹理。人体的真元之气，就是通过这种密密麻麻、纵横交错的组织纹理来运行敷布，从脏腑到血脉、经络、肌肉、皮肤，直至毫毛，无处不到，以起到温肌肉、熏肤、充身、泽毛的作用。当阳化令行，阴气蒸腾，津液渗出于皮毛，此即汗。

三焦运行原气，怎么又和经络、血脉相关联呢？一般理解是三焦、经络、血脉各自是一完整系统，各有自己的通行道路，各自发挥自己的功能。事实上，三焦、经络、血脉是紧密相关的，共同完成真元之气的运行、输布。关于这一观点，《内经》已有明确记载。《灵枢·营卫生会》曰："中焦亦并胃中，出上焦之后，此所受气者，泌糟粕，蒸津液，化其精微，上注于肺脉，乃化而为血，以奉生身，莫贵于此，故独得行于经隧，命曰营气。"中焦，属三焦之一，其化生的精微，本当通过三焦这一渠道来运行敷布，却注之于肺脉，化而为血。化为血，当然是走的血脉。可见，三焦运行原气的通道，是与血脉难以严格区分的。又曰："独得行于经隧，命曰营气。"经隧，应指经络而言；而营行脉中，应指血脉而言，可见，三焦的通道与经络、血脉也难以截然区分。

《灵枢·痈疽》亦云："中焦出气如露，上注溪谷，而渗孙脉，津液和调，变化而赤为血，血和则孙脉先满溢，乃注于络脉，皆盈，乃注于经脉。阴阳已张，因息乃行。"中焦所化生的饮食精微之气，可通过三焦来运行输布，又可注于血脉化以为血，又可注于络脉、经脉而运行全身。这就再次说明，三焦的通道与血脉、经络密不可分。

人身的气血，究竟靠哪条通道来运行？三焦通行三气，卫属阳气，营赅血，所以三焦可通行气血。血脉，乃血以充盈，气以鼓荡，所以血脉亦运行气血。经络亦运行气血，如《灵枢·本脏》曰："经脉者，所以行气血而营阴阳。"可见，三焦、经络、血脉三者，皆有运行气血的功能，相互之间相辅为用，难于截然区分。

腠理是三焦通会元真之处，从脏腑到肌肉、皮肤、毫毛，都布满大大小小密密麻麻纵横交错的纹理。经络系统，小到孙络、浮络，也是大大小小密密麻麻、纵横交错地布满全身内外。血脉亦不断地分枝、分叉，微细者称为血络，这些血络，也是纵横交错，密密麻麻地布满全身上下内外。三者皆可至细、至微、至密，直到深入到每个细胞，而且都是气血运行的通道。微细到这种程度时，还能分清哪个是三焦腠理，哪个是经络，哪个是血脉吗？经典中未将其强予区分，我们今天也没必要去画蛇添足地去强予区分，余姑且将其称之为纹理网络系统。

这一纹理网络系统，是阴阳升降出入的通道，是气血运行的通道，河间称为气液通道。这些物质的运行，都伴随着它们的功能的运行，即人之神的昌达。此即《内经》所云："血气者，人之神。"西医的微循环与此纹理网络系统不无相通之处。经云："肝受血而能视，足受血而能步，掌受血而能握，指受血而能摄。"任何一处气血不能通达，则必然出现该处的功能障碍或丧失。末梢血管阻力增高可使血压升高，心脏供血障碍可出现心绞痛，肾供血障碍可影响肾功能，脑供血障碍则可引发脑卒中，眼供血不好则引发视觉障碍等。寒主收引凝泣，使血脉痉挛，纹理网络系统不通，是引发阴阳气血运行障碍的一个重要原因。因而，发汗法解除寒邪的收引凝泣，从而改善阴阳气血的循行，具有重要意义，可用于多种疾病。本书所附之医案可参。

说到这里，自然就牵扯出一个老问题，即三焦有名无形的问题。自《难经》提出三焦有名无形的观点后，后世纷争不断。由上述分析可知，三焦的通道即腠理，即是布满全身的组织间隙，亦即皮肤脏腑之纹理也。云其无形，是因其密密麻麻、纵横交错，不像桌子、板凳那样一般物体，有个明显而固定的形态，因而说它无形；若云它有形，这些密密麻麻、纵横交错的纹理，就是它的形。世上没有无功能的物质，也没有无物质的功能。三焦既然有功能，就必定有它的物质基础；有物质，就必然有这种物质的形态，所以三焦当有名有实，只不过这种物质的形态有点特殊罢了，密密麻麻、纵横交错的纹理，就是它的形态。所以，三焦当有名有形。

"阳加于阴谓之汗"，阴阳正是通过全身的三焦腠理、经络、血脉这一复杂的纹理网络系统来运行敷布的。在这一输布过程中，有心的阳气周布，天运朗朗；有肾的气化，水精上承；脾的化生转输；肺的宣发肃降；肝的升发条达；六腑气机通调。阴阳升降出入之路才能畅通，才能阳加于阴而为汗。且《灵枢·痈疽》曰："阴阳已张，因息乃行。"张，是旺盛之意。即人身的阴阳旺盛，其输布运行的道路又通畅，这就是阴阳调和状态，才能"阳加于阴谓之汗"。这种汗，是阴阳调和、气机通畅的结果。这种汗，有别于邪汗，乃是正汗。关于邪汗与正汗，另论之。

刘河间创玄府学说。玄府之名首见于《内经》。《素问·水热穴论》云："所谓玄府者，汗空也。"刘完素于《素问玄机原病式》中曰："皮肤之汗孔者，谓泄气液之孔窍也。一名气门，谓泄气之门也；一名腠理者，谓气液出行之气道纹理也；一名鬼神门者，谓幽冥之门也；一名玄府者，谓玄微府也。然玄府者，无物不有。人之脏腑、皮毛、肌肉、筋膜、骨髓、爪牙，至于世之万物，尽皆有之，乃气出入升降之道路门户也。"汗孔，本是肌肤上密布而微细的出汗孔隙，人体的肌肉、筋骨、爪牙，直至人体的脏腑，皆密布此微细幽冥之孔隙。这一理论恰与上述的密密麻麻、纵横交错的纹理网络系统是一致的，皆为阴阳升降出入的道路。刘氏根据"升降出入无器不有"的经旨，认为不仅人体存在这种阴阳升降出入的道路网络，而且世之万物皆有。至于世之万物是否皆有此网络，可姑且不论，但在人体确实存在。

通过上述分析可知，人体的正汗出，决不是水液渗出皮肤那么简单，必须阴阳充盛，且阴阳升降出入道路通畅，即阴阳调和，方能正汗出。而阴阳的充盛和升降出入道路的通畅，乃是一个极为复杂的过程，是一个全身的脏腑器官、经络血脉、肌肉筋脉骨，直至肌肤、毫毛都协同参与的复杂过程，其中任何一个环节的障碍，都可导致汗出的异常，或无汗，或邪汗、脱汗等。发汗法，就是通过发汗，调动全身的机能，使阴阳调和且升降出入道路通畅，而使正汗出的一种治疗方法。

而且，这一复杂的纹理网络系统，即刘氏所称之玄府者，功能亦极广，绝非仅仅是通过汗孔的开阖以驱邪外出，或保持内环境的稳定，而是阴阳升降出入的道路，是人体所有物质、功能升降出入的道路，所以经云："出入废，则神机化灭，升降息，则气立孤危。"气绝神灭，那就是生命的终结，可见这一纹理网络系统何等重要，性命攸关。因而，开通玄府、驱邪外出的汗法，是治疗诸多疾病的一大法则，应该很好掌握、运用。

四、汗的分类

人身之汗有正汗与邪汗之别。邪汗是阴阳失调而汗出，正汗是阴阳和调而汗出，二者本质迥异。

（一）邪汗

1. 邪汗范围

邪汗是以汗出异常为主症的一类病证，包括自汗、盗汗、大汗、阵汗、汗出不彻、头汗、手足汗、偏汗、阴汗、脱汗、黄汗等。

2. 邪汗的病因病机

汗出异常的病因与病机，不外邪阻与正虚两端。

7

正虚者，包括阴阳气血之虚衰。阳虚者，轻则为卫阳虚，开阖失司，腠理不固，津液外泄乃为汗；重者，阳气衰亡，津液不固而为脱汗。阴虚者，阴不制阳而阳气升浮，迫津外泄而为汗；重者，阴竭阳越，阴失内守而汗泄，亦为脱汗。血虚轻者，气失依恋而浮动，气浮失于顾护而汗出；重者，血脱则气脱，津失固摄而大汗。气虚轻者，肌表失护而汗出；重者，气脱津失固摄而汗泄。阴阳气血虚衰，皆可致津泄而汗或脱汗。至于阳虚自汗、阴虚盗汗，未必尽然。阳虚盗汗者有之，阴虚自汗者亦有之，不可以出汗的时间或部位来分阴阳。究竟何者虚，须四诊合参，尤以脉诊为重以别之。

邪实者，包括六淫、七情及内生五邪等。热盛者，可迫津外泄而为汗；风袭者，卫强营弱，营卫不和，开阖失司而汗泄；湿、瘀、痰饮阻隔，使营卫敷布失常，致营卫不和而为汗。七情所伤，气机违和，升降出入乖戾，开阖失常而为汗。至于邪犯的病位，因为汗出是一个涉及五脏六腑、三焦腠理、经络血脉、肌肤毫毛的复杂过程，因而邪阻于任何一个部位、环节，都可造成汗出异常。

更有虚实兼见、寒热错杂、邪气相兼、病之新久、外感内伤兼病等，因而汗证甚为繁杂，绝非几个方子或几个僵死的套路可以应万变者，必须精于辨证，谨守病机，方能全局在握。

3. 邪汗的特点

一是大汗或汗出不彻，或无汗，而非遍身絷絷、微似有汗。

二是局部出汗，而非遍身皆见。

三是阵汗或汗出不止，非持续微汗。

四是汗出而脉不静，身不凉，非随汗出而脉静身凉。

（二）正汗

1. 正汗的范畴

正汗，包括人体的生理之汗，或曰常汗；疾病经治疗后，由于阴阳已和而出之正汗；因气候环境、饮食情绪、劳作运动而自我生理调节之汗，皆属正汗。

2. 正汗的机理

常汗：人的脏腑、筋骨、肌肤、孔窍、毫毛，既需阳的温煦，又需津液的濡养。正常的人体，都有微量的汗液分泌，以濡养肌肤毫毛、孔窍、筋骨、脏腑。而布于肌肤者，这是生理之汗或曰常汗，是阴阳调和的自然之汗。

正汗：当人体阴阳失调，或升降出入乖戾时，可无汗，或汗出异常，此即邪汗。当经过适当治疗而出现正汗时，标志阴阳已调，病已然痊愈矣。这种正汗出，若原为外邪所犯而已见正汗者，标志邪气已除，阴阳调和；若无外邪侵袭，仅由人体的阴阳失调而患病者，此正汗出亦标志阴阳已和。

3. 正汗特点

一是微微汗出，而非大汗或无汗。

二是遍身皆见，而非局部汗出。

三是持续不断。外感病而引起的无汗或汗出异常者，经治疗后之正汗，可持续两三小时或五六小时，非阵汗出。待汗出邪退，正气恢复后，此汗自然收敛。若无外邪，因阴阳失调而汗出异常者，经治疗后，亦可见此正汗，汗后自然收敛，转为人体之常汗。

四是随汗出，脉静身凉，阴阳和调而愈。

五、测汗法

发汗法的最佳标准是什么？是正汗。若予发汗法后，汗不出、不彻，或局部出汗、大汗皆非汗法的最佳标准。

测汗法，就是据正汗以判断病情转归的一种方法，称为测汗法。

因汗分正汗与邪汗两类。测汗法是根据正汗来推断病情转归的一种方法。邪汗，只是疾病的一个具体症状，虽在辨证中有或小或大的辨证意义，但总的来说，对邪汗的辨证，还是要四诊合参，以脉为主来决断。所以测汗法，是据正汗而非邪汗以判断病情转归的一种方法。

测汗法之理论，肇端于《内经》。《素问·评热病论》曰："今邪气交争于骨肉而得汗者，是邪却而精胜也。"此言强调只有人的精气胜，才能正汗出。《素问·阴阳别论》曰："阳加于阴谓之汗。"

9

强调正汗出，必阴阳充盛及升降出入之路通调。《素问·阴阳应象大论》曰："地气上为云，天气下为雨。"张锡纯将《内经》这一理论概括为"人身之有汗，如天地之有雨，天地阴阳和而后雨，人身亦阴阳和而后汗"。这明确指出了正汗的两个条件，一是阴阳充盛；二是阴阳升降出入的道路通畅，方可正汗出。这就是《内经》为测汗法奠定了理论基础。

测汗法之辨证体系乃仲景所创，于《伤寒论》桂枝汤将息法中云："遍身漐漐，微似有汗者益佳，不可令如水流漓，病必不除。"这句话，明确提出了正汗的标准，即前所云之微似有汗、遍身皆见、持续不断、汗出而脉静身凉这四项标准，就是正汗的标准。若大汗、局部出汗、阵汗、汗出而脉不静身不凉，即为邪汗。

仲景于桂枝汤将息法中又曰："若一服汗出病瘥，停后服，不必尽剂。"太阳中风病，服桂枝汤后好没好？是继续服药还是停药，还是更方，依什么为标准呢？仲景提出依正汗为标准，只要正汗出来了，就标志"病瘥"，就不用继续服药了，也不必尽剂。这就是最佳药效标准，也是判断临床疗效的痊愈标准。

又曰："若不汗，更服依前法。又不汗，后服小促其间，半日许令三服尽。若病重者，一日一夜服，周时观之。服一剂尽，病证犹在者，更作服。若汗不出，乃服至二三剂。"

《伤寒论》第2条云："太阳病，发热汗出，恶风脉缓者，名为中风。"第12条云："太阳中风，阳浮而阴弱，阳浮者，热自发，阴弱者，汗自出。"可见太阳中风，本自有汗，仲景予桂枝汤，何以又孜孜以求汗呢？太阳中风之汗，乃营卫不和之邪汗也；服桂枝汤所求之汗，乃正汗也。仲景未以恶寒、发热、头项强痛、鼻鸣干呕、脉浮为病情转归的判断标准，独以正汗为判断标准，何也？前于汗出机理一节中已阐明，正汗出，是阴阳调和的表现。临床据此正汗，就可以判断已然表解里和，阴阳调和矣。

测汗法实源自《伤寒论》，惜未从理论高度升华为测汗法，但在临床实践中，仲景已广泛应用测汗法。如《伤寒论》第49条云："脉浮数者，法当汗出而愈。若下之，身重心悸者，不可发汗，当自汗出乃解。所以然者，尺中脉微，此里虚。须表里实，津液自和，便自汗出愈。"

当视其阴阳所虚之处而调补之，待表里实，津液自和，阳加于阴，自然而汗出者，此即正汗。据此正汗，推知阴阳已和矣，病当愈，此即测汗法。

第109条云："自汗出，小便利，其病欲解。"自汗出，是指正汗而言，见此正汗，可知阴阳已和，病欲解也。"小便利"实为测尿法。因尿之利，须"津液藏焉，气化则能出矣"，亦指阴阳和也。还有测便法，"振栗自下利者"，亦是阴阳和的表现，意义同于测汗法。

第230条云："与小柴胡汤，上焦得通，津液得下，胃气因和，身濈然汗出而解。"濈然而出之汗，乃正汗也。正汗之出，"必上焦得通"，此即阴阳升降出入道路通畅；"津液得下，胃气因和"，阴阳和，精气胜，方可阳加于阴而正汗出。据此正汗，推知汗出而解，此即测汗法。《伤寒论》中，还有多条应用测汗法，不一一列举。可见测汗法实出自《伤寒论》，惜仲景未将其从理论高度明确升华为测汗法。

测汗法，首见于《吴医汇讲·温热论治》，曰："救阴不在补血，而在养津与测汗。"王孟英未解测汗之奥义，于《温热经纬》中改为"救阴不在血，而在津与汗"，将测字删除，后世沿袭王氏所改，致测汗法这一重要学术思想几被湮灭，亦使原文"晦涩难明"。

测汗法，不是治则，更非汗法，而是判断病情转归的一种客观方法。正如章虚谷所云："测汗者，测之以审津液之存亡，气机之通塞也。"

测汗法，是一个普遍法则、标准，适用于外感病的各个阶段；亦适用于部分内伤杂证而汗出异常者，包括不当汗而汗的邪汗证、当汗而不汗的内伤病。

风寒外袭的太阳病，不仅太阳中风表虚的桂枝汤证以正汗为判断病情转归的标准，务求阴阳调和而正汗出；太阳表实的麻黄汤证，亦"覆取微似汗，不须啜粥，余如桂枝法将息"，葛根汤，亦"覆取微似汗，余如桂枝汤法将息及禁忌，诸汤皆仿此"，皆以正汗出为判断病情转归的标准。

"诸汤皆仿此"的诸汤，是指哪些方子？《伤寒论》有113方，汗、吐、下、温、清、补、和、消八法，皆包括其中，是否所有的方子皆仿桂枝汤将息呢？一般理解是指辛温发汗的麻桂剂诸方，实则涵盖了八法的全部 113 方。刘河间云驱邪之法有汗吐下，三法可以兼众法，无第四法也。《医学心悟》云："盖一法之中，八法备焉；八法之中，百法备焉。"

以麻桂剂为代表的汗法诸方，如桂枝加葛根汤、桂枝加附子汤、桂枝去芍药汤、桂枝去芍药加附子汤、桂麻各半汤、桂二麻一汤、桂枝加厚朴杏子汤、麻黄汤、葛根汤、大青龙汤等，皆将息如桂枝汤，覆取微似汗。太阳腑证的五苓散证，多饮暖水，汗出愈；阳明病的承气证，下后气机通畅，可阳施阴布而为汗；白虎汤清透里热，亦可转为正汗；治疗大病瘥后劳复的枳实栀子豉汤，透达胸膈郁热，气机畅达亦可"覆取微似汗"而愈；少阳病小柴胡汤证，调其阴阳，疏达枢机，可蒸蒸而振，汗出而解。柴胡桂枝干姜汤，"复服汗出便愈"。三阴病，调其阴阳，扶其正气，亦可阳蒸津化而为汗。如第 302 条："少阴病，得之二三日，麻黄附子甘草汤……微发汗也。"麻黄附子甘草汤可微汗，推知用麻黄附子细辛汤当亦可使微汗出愈。

所以测汗法广为应用。这里包括了狭义发汗法与广义发汗法。狭义发汗法，必以正汗出为目的；广义发汗法，是调其阴阳，虽未必皆汗，然亦有不汗而汗者，临床可据此正汗而推断其病机。若予广义汗法后未见汗者，因无汗出，当然也就不在测汗法之例了，其病机转归，则据其他指征来判断。

六、汗法分类

汗法，可分为广义发汗法与狭义发汗法两类。

（一）广义发汗法

1. 广义发汗法的概念

广义发汗法，是指用汗、吐、下、温、清、补、和、消八法，使阴阳调和，可使正汗出者，此即广义汗法。

请注意，在广义汗法的概念中，有两点须强调：一是八法皆可令人汗的"可"字。可者，可致汗出，而非必然汗出。若用八法而得正汗者，则属广义汗法；若未得汗，或反见邪汗、脱汗者，则非广义汗法。二

12

是强调正汗出，若用八法后所出者非正汗，而是汗出不彻，或邪汗、脱汗，当属误治，也不属于广义汗法。

一般认为吐法也有发汗作用，其实吐法并不直接发汗，而是因邪壅上焦，因势利导，在上者，引而越之。上焦邪去，肺气得开，卫气得敷，津液得布而汗出，是属广义汗法的一种，吐法并非狭义汗法。

2. 广义汗法的机理

前已述及，正汗出，必阴阳充盛，且升降出入道路通畅，方能阳加于阴而正汗出，即"精气胜乃为汗"。

"天地阴阳和而后雨，人身阴阳和而后汗。"人身无汗或邪汗，皆因阴阳不和所致；而人身之正汗出，皆是阴阳调和的结果。八法施治的目的，皆在调整阴阳，阴阳和而后汗。所以，张锡纯曰："发汗原无定法，当视其阴阳所虚之处而调补之，或因其病机而利导之，皆能出汗，非必发汗之药始能汗也。"又云："白虎汤与白虎加人参汤，皆非解表之药，而用之得当，虽在下后，犹可须臾得汗。不但此也，即承气汤，亦可为汗解之药，亦视其用之何如耳。""寒温之证，原忌用黏腻滋阴……而用之以为发汗之助，则转能逐邪外出，是药在人用耳"。这就是"调剂阴阳，听其自汗，非强发其汗也"。近贤金寿山亦云："大多数温病须由汗而解……在气分时，清气分之热亦能汗解，里气通，大便得下，亦常能汗出而解。甚至在营分、血分时，投以清营凉血之药，亦能通身大汗而解。"《景岳全书·伤寒典·论汗》中曰："凡治表邪之法，有宜发散者，有宜和解者，有宜调补营卫者……元气虚而邪不能退，则专救根本，以待其自解自汗为宜。"此言发汗法，不仅指狭义发汗法之一端，他如吐、下、温、清、补、和、消，皆可令阴阳调和而自然汗出。所以，从一定意义上来讲，八法皆属广义汗法。正如《医学心悟》所云："盖一法之中，八法备焉；八法之中，百法备焉。"程氏又于论汗法一节云："凡一切阳虚者皆宜补中发汗，一切阴虚者皆宜养阴发汗，夹热者皆宜清凉发汗，夹寒者皆宜温经发汗，伤食者皆宜消导发汗。"这就是发汗原无定法，八法皆可为汗法，亦视其用之何如耳。

（二）狭义汗法

1. 狭义发汗法的概念

狭义汗法，是指经服发汗剂或针、熨、灸、熏等法治之后，必令其正汗出的一种方法，称狭义发汗法。

请注意，在狭义发汗法的概念中，有两点需要强调：一是使用了必令其正汗出的"必"字，即必经发汗使正汗出而邪乃散的一种治疗法则。若虽予发汗剂而汗不出，或汗出不彻，则为误治或药力未达。二是强调所出之汗必须是正汗，若为邪汗、脱汗，则为误治，皆非狭义发汗法。

2. 狭义汗法的机理

皆知发汗可以祛邪，但是发汗为什么能祛邪？因发汗剂皆辛散之品，辛能行能散，能开达玄府，鼓动阳气，促其汗出，且兼以辅汗三法，助其发散之力，一般皆可汗出。但根本机理还要靠人体正气来祛邪。设若人的正气已亡，给再多的发汗药亦不会出丝毫的汗。人的正气，虽有气血、营卫、津液、精等，统而言之乃阴阳耳。只有阴阳充盛，且升降出入畅通，方能正汗出而祛邪，此即"阳加于阴谓之汗"。其道理，已于汗出机理项下述之。

如此说来，狭义汗法的机理与广义汗法的机理岂不相同吗？诚然，二者确实相通，只不过所治之病证病机有别而已，都是"调剂阴阳，听其自汗"。吐法，开提上焦，已寓散于中；下法去菀陈莝，使气机通畅，亦调其阴阳；和法，调其表里上下之气机，亦即调其阴阳；温法扶阳，补法扶正，亦调其阴阳；清法去热邪，消法去邪结，皆使阴阳升降出入之路畅达，所以广义汗法，着眼于阴阳调和。狭义汗法亦是着眼于阴阳的调和。如狭义汗法的典型代表方剂之麻桂剂，是针对阴邪外袭者，或在表，或在里。麻黄发越阳气散寒凝，桂枝通阳气，振奋鼓荡阳气以祛邪，亦着眼于阴阳调和，所以，狭义与广义汗法机理是相通的，只不过针对的病证不同，调节阴阳失和的环节不同而已，最终，都离不开"阳加于阴谓之汗"这一基本理论。

3. 辅汗三法

狭义汗法，是必令其正汗出的一种方法，但临床上常见予麻桂剂，病者并不出汗，甚至有的连服多剂亦不出汗，所以我在应用狭义汗法时，必加辅汗三法，即连服、啜粥、温覆。

辅汗三法，实从桂枝汤将息法而来。服桂枝汤，须臾啜热稀粥一升余，温覆令一时许，意在助其药力。若服后未见正汗出者，更服依前法；又不汗，后服小促其间，半日许令三服尽；若病重者，一日一夜服，周时观之，乃服至二三剂，以使药力相继。一天24小时，昼12小时，夜12小时，半日当为6小时。半日许令三服尽，约合两小时服一次。《伤寒论》方量重，多煎一次，分三服。余用经方多以一两按3g用，煎两次，分两次分服。按《伤寒论》服法，半日许令三服尽，余令其每隔二三小时服一次，直至正汗出为止。

温覆、啜热粥、连服，吾称之为辅汗三法。若用发汗剂，加此辅汗三法，对含有辛散解表作用的方剂，如麻桂剂，一般皆可汗出。

辅法三法的作用有三：一是助其发散之力，促使汗出；一是调节汗出的程度，防其汗出不彻或过汗；三是益胃气，顾护正气。

仲景在运用辅汗三法时，并不是三法不加区分地皆用，而是视病情及所用方药的具体情况，灵活运用。如桂枝汤属补剂、和剂，是通过燮理阴阳、调和营卫而发汗，虽有解肌发汗的作用，但发汗之力较缓，故辅汗三法皆用。桂枝汤及其类方，在用作狭义发汗法时，辅汗三法皆用。但第387条用桂枝汤，目的在于"小和之"，因吐下之余，定无完气，营卫两虚而身痛，予桂枝汤小和之。目的不在发汗，故未用辅汗三法，一改桂枝汤之发汗剂而为和解剂。瓜蒌桂枝汤发汗，则仅言啜热粥，未将辅汗三法全用。

麻黄汤、葛根汤类，因属强汗剂，在用作狭义汗法时，并非辅汗三法皆用，仲景明确指出，不须啜粥，余如桂枝汤将息法，这就使辅汗三法剩下两法。何也？因太阳表实证属实证，实证的特点是邪虽盛，然正气亦强，且麻黄汤类属强汗剂，不须啜热粥益胃气助其发汗，目的在于防止汗出太过。这就是灵活运用辅汗三法以调节汗出程度。大青龙汤作为狭义发汗法使用时，仲景仅言"取微似汗"，未强调辅汗三法。小青龙汤未言取汗，但在《金匮要略》治溢饮时云："病溢饮者，当发其汗，大青龙汤主之，小青龙汤亦主之。"可见小青龙汤亦可作为发汗剂使用，也并未强调辅汗三法。水热互结之太阳腑证，主以五苓散，方后云："多饮暖水，汗出愈。"仲景未强调辅汗三法，仅言多饮暖水而已。治风湿身疼之麻杏苡甘汤，仅言"有微汗，避风"。辅汗三法皆未用，缘于"盖发其汗，汗大出者，但风气去，湿气在，是故不愈也。若治风湿者，发其汗，但微微似欲汗出者，风湿俱去也"。

其他辅汗法，如针灸、火熏、热熨、蒸浴等，皆可助汗。如《伤寒论》第24条云："太阳病，初服桂枝汤，反烦不解者，先刺风池风府，却与桂枝汤则愈。"妇人中风刺期门，刺风池、风府，乃通其经络，疏达气血，挫其邪势，亦为发汗之助。防己黄芪汤，治"风湿，脉浮身重，汗出恶风者"，"服后当如虫行皮中，从腰以下如冰，后坐被上，又以一被绕腰下，温令微汗，差"，此局部温覆助汗法。仲景使用辅汗法，灵活而巧妙，不仅可助汗出，亦可调节汗量。

余在临床中，虽常用发汗剂，若未予辅汗三法，常无汗出；若加辅汗法，则可汗出。吾用辅汗法，常三法联用，不汗则继服；汗已出，则减其衣被，止后服，以调节汗量，令汗出绵延三五小时，且防其大汗伤正。

七、关于其他几种汗法的讨论

（一）战汗

在原发病基础上，先战而后汗者，谓之战汗。

战汗，是发汗的一种特殊形式，战汗法多见于温病，曰温病解之以战。实则伤寒与杂病亦有战汗。医者无法主动使患者战汗，只是在予以适当治疗，或祛邪或扶正之后，患者出现的一种特殊发汗形式，当属广义发汗法范畴，而非狭义发汗法。

1. 战汗的机制

战汗的机理有二：

一是湿热秽浊之邪稽留气分，阻遏募原，表里之气不能通达。待溃其募原之邪，挫其邪势，表里气通，正气奋与邪争，出现战汗。此即叶天士所云："若其邪始终在气分留连者，可冀其战汗透邪。"又云："再论气病有不传血分，而邪留三焦，亦如伤寒中少阳病也。彼则和解表里之半，此则分消上下之势，随证变法，如近时杏、朴、苓等类，或如温胆汤之走泄。因其仍在气分，犹可望战汗之门户，转疟之机括。"

杏、朴、苓，宣上、畅中、渗下，即化其湿浊，分消走泄，调畅三焦，展布气机，此即开战汗之门户，使正气奋与邪争，乃战而胜之。

"转疟之机括"，注家皆以疟疾解，余以为不然。疟有多种，原为邪留连气分，经分消走泄之后，反倒转成疟疾，病情未必就比邪留气分为轻，何必期冀其转成疟疾病哉。"疟"，当作酷疟解，乃邪气留恋气分，多日不愈，病者备受折磨，如受酷疟之刑。经分消走泄、开达募原之后，邪气松动，气机展布，表里之气得通，正气出而奋与邪争，得战汗乃解，扭转酷疟之病势，步入坦途，此即"转疟之机括"，非转成疟疾耳。

二是正虚无力祛邪，邪亦不能胜正，正邪相持。待正蓄而强，奋起与邪相争，亦可出现战汗。此正虚包括阴液虚与阳气虚两类。

《温病条辨·下焦》第19条之战汗，即属阴液虚者，曰："邪气久羁，肌肤甲错，或因下后邪欲溃，或因存阴得液蒸汗，正气已虚，不能即出，阴阳互争而战者，欲作战汗也。复脉汤热饮之，虚盛者加人参，肌肉尚盛者，但令静，勿妄动也。"此即阴虚邪羁而战者。

阳气虚者，正邪相持，亦可战汗而解，如《伤寒论》之小柴胡汤证。少阳病本质为半阴半阳，半虚半实。少阳主枢，乃阴阳出入之枢，少阳介于阴阳之间，出则三阳，入则三阴，故少阳病为半阴半阳证。《伤寒论》第97条云："血弱气尽，腠理开，邪气因入。"血弱气尽乃正虚，邪气因入乃邪实，故少阳病为半虚半实之证。邪正交争而相持，予小柴胡汤，人参、生姜、甘草、大枣益胃气，柴胡、黄芩祛邪气，半夏交通阴阳。邪气挫，正气长，正气与邪奋争，可蒸蒸而振，汗出乃解。《伤寒论》第101条云："复与柴胡汤，必蒸蒸而振，却复发热，汗出而解。"蒸蒸而振，乃战汗之轻者。《景岳全书·伤寒典·战汗》云："若其人本虚，邪与正争，微者为振，甚者为战。"振与战，皆战汗，然有轻重之别。

《伤寒论》第94条云："太阳病未解，脉阴阳俱停，必先振栗汗出而解；但阳脉微者，先汗出而解；但阴脉微者，下之而解。若欲下之，宜调胃承气汤。"脉阴阳俱停，非停止之谓，意同脉单伏或双伏。阳脉微者，乃阳脉伏；阴脉微者，乃阴脉伏。脉伏乃邪闭使然，邪闭阻于阳者，当汗而解之；邪闭阻于阴者，当下之，使邪气松动，正气奋与邪争，战而汗出。

叶氏云："法宜益胃，令邪与汗并，热达腠开，邪从汗出。"胃乃六腑之一，以降为顺，以通为补。凡能使胃气降者，皆为益胃。胃气虚者益其气；胃阴虚者养其阴；湿热壅遏而胃不降者，辛开苦降、分消走泄；气滞者，理气降逆；腑实者，苦寒降泄，皆为益胃。仲景以调胃承气汤下之，当属益胃之一法，解其邪缚，正气得伸，正邪剧争，可战汗而解。

太阳病未解，可见战汗；少阳证未解，可蒸蒸而振见战汗；阳明病不解，下之可战汗。可见，三阳证皆可战汗。温病邪伏募原，以达原饮溃其伏邪，表里气通，邪正相争而战汗。邪气久羁，留连气分者，亦可冀其战汗透邪，法宜益胃，令邪与汗并，热达腠开，邪从汗出。阴虚者，邪气伏而不去，可益阴扶正，正复奋与邪争，可战汗而解。杂病中，正气虚而邪气久羁，益气温阳，亦可作战汗而解。由此可知，战汗范围颇广，并不局限于温病范畴。

2. 战汗的临床表现

战汗，是在温病、伤寒、内伤杂病的基础上，邪气久羁不去，经开达募原溃其伏邪，或分消走泄，或益其胃，或扶其正，忽而出现肢冷、肤冷，寒战，脉单伏或双伏，甚至唇甲青紫，正气蓄极而发，奋与邪争，继而发热汗出者，谓之战汗。

3. 战汗的转归与调养

战汗后，可见三种转归：

一为战汗后，邪盛正虚，不能一战而解，停一二日，再战或三战而愈。

二为战汗后，正胜邪祛，汗出身凉、脉静者，此为佳象。正如叶天士所云，宜"安舒静卧，以养阳气来复，旁人切勿惊惶，频频呼唤，扰其元神，使其烦躁。但诊其脉，若虚软和缓，虽倦卧不语，汗出肤冷，却非脱证"。可啜糜粥以自养，则胃气渐复。

三为战汗后，"若脉急疾，躁扰不卧，肤冷汗出，便为气脱之证"。

战汗后之转归判断，重在脉象。若脉静者，为邪已退，虽一时正虚未复，见身凉倦怠，不足为虑。脉贵和缓，恰如仲景云："脉静者为不传也。"若战汗后身凉肢冷，躁扰不宁，脉急疾但按之无力者，乃阳气衰微之脱证。若脉急疾而躁盛有力者，乃独阳无阴之脉，亦为脱，《内经》称之为阴阳交，交者死也。

以上所论，常汗、正汗、汗证、汗法、战汗等，其理论皆源自《内经》之"阳加于阴谓之汗"。可见，悟透《内经》的一句话、一个观点，就会有"柳暗花明又一村"之感，历代很多名医，都是在悟透《内经》的某句话或某一理论后，又在实践中应用、扩展、创新，成为一代大家，甚至某一学派的鼻祖，可敬，可师。

（二）关于辛凉解表剂的商榷

俗皆将银翘散、桑菊饮等辛凉之剂称之为辛凉解表法。可能很多著名温病学家都强调温病忌汗，所以将银翘散等称为辛凉解表法，而回避了辛凉发汗法一词。实则发汗以解表，解表即发汗。张子和在《儒门事亲·汗下吐三法该尽治病诠十三》中，明确指出："凡解表法，皆汗法也。"纵使将辛凉剂称为解表法，也回避不了发汗法。既然温病忌汗，所以将辛凉剂归之于辛凉发汗法，显然是错误的。

之所以产生这种不当的见解，关键是对温病的本质缺乏深入的理解。温病的本质，一般说法是感受温邪，以热盛阴伤为主要病机的一类疾病。这一提法，虽能反映温病的病因与病机特点，但不够严谨、确切，以致将温病的表证与伤寒的表证在一定程度上混淆。二者虽感受邪气不同，但都有表证。既然都有表证，因而都应汗之，只不过一则辛温解表，一则辛凉解表而已。

辛凉解表法为刘河间首倡，后世认为刘氏这一理论在温病学发展史上具有里程碑意义，一改以麻桂剂辛温解表治温病的方法，使温病从伤寒体系中摆脱出来，开寒凉为主治温病之先河。

辛凉解表，亦即辛凉发汗法，这与温病忌汗是矛盾、抵牾的。温病的所谓表证，是由于"温邪上受，首先犯肺"，肺主气，上焦开发，宣五谷味，熏肤、充身、泽毛。津液、卫气，都赖肺气的宣发布散，才能熏肤、充身、泽毛。温邪犯肺，导致肺气郁，病在气分，肌表、皮毛无邪。正如吴鞠通所云："肺病先恶风寒者，肺主气，又主皮毛。肺病则气郁，不得捍卫皮毛也。"杨栗山对此说得更加明确，曰："在温病，邪热内攻，凡见表证，皆里热郁结，浮越于外也，虽有表证，实无表邪。"请注意杨氏这段非常重要的话，表无邪，即非发汗解表法所宜。恰如陈光淞所云："卫为气之标，气为卫之本。"既然温病表证，即卫分证，只是气分证的一个标象而已，所以卫分证不是一个独立的传变阶段，卫分证是不存在的。卫分证既已不复存在，皮之不存，毛将焉附，卫分证的治疗大法当然也就不存在了。那么，"在卫汗之可也"当如何理解呢？"汗之可也"是测汗法而非发汗法。

那么，辛凉之剂意义何在？辛以解郁透邪，凉以清热，辛凉之剂的意义，在于宣解肺气之郁，使温热之邪得以透达于外而解。待肺郁解，津可敷，卫可布，即可阳加于阴而作汗。此汗，乃是正汗，是阴阳调和，是肺宣发肃降的结果。这就是为什么温病忌汗，又最喜汗解的道理。所以，辛凉清透之剂，不是狭义发汗剂，而是辛凉清透剂，当清透肺气的郁后，卫布津敷，自然汗出者。故辛凉宣透剂当属于广义发汗法的范畴。

温病除温邪上受，肺气郁者外，亦有兼有表邪者。邪在表，表气闭郁，汗不出，或汗出不畅，恶风寒，头身痛等。此时辛凉宣透剂，加用辅汗三法令其汗，使辛凉之剂由广义发汗法一变而为狭义发汗法。后附之医案，即有辛凉宣透加辅汗三法变为辛凉发汗剂者。这里之关键，在于是否用辅汗三法。辛温发散剂如川芎茶调散、续命汤、升阳除湿汤、人参败毒散、独活寄生汤等加辅汗三法，则成辛温发汗剂，不加辅汗三法，则未必出汗，而为辛温散寒剂，可通阳散寒，但未必汗出。辛凉宣透剂亦是如此，加辅汗三法，则成辛凉发汗剂；不加辅汗三法，则仅为辛凉清透，辛以开郁透邪，凉以清解温邪，则未必发汗。

（三）关于小柴胡汤忌汗的探讨

伤寒少阳证，有汗吐下三禁。诚然，少阳证禁汗，然少阳证又可战汗而解。战汗，又属发汗法的一种特殊形式，那么少阳证是禁汗呢还是喜汗解呢？这个禁汗与喜汗，并不矛盾，恰如温病忌汗又最喜汗解同一道理，关键在于对少阳证实质的理解。

皆云少阳证属半表半里。表为太阳，里为阳明，若少阳居半表半里，则当在太阳与阳明之间。宛如三阳经为人体的三道门户，头道门是太阳，二门是少阳，三门是阳明。外邪顺经而传，当由太阳、少阳、阳明。可是仲景的六经传变顺序是太阳、阳明、少阳，好像外邪进入第一道门后，未经少阳而进入三门，反过来，又由三门转出二门，这不符顺经而传的次序，有的医家认为是错简所致，把少阳错移至阳明之后。

《伤寒论》的主要精神是论人体阳气的盛衰，三阳为阳盛，三阴为阳衰。三阳之中阳气亦有强弱之不同，太阳为阳盛，阳明为阳极。阳极则衰，转为少阳。少阳者，小阳也，弱阳也。三阳经按太阳、阳明、少阳的排列顺序，恰恰符合阳气盛极而衰的规律。妄批《伤寒论》三阳经顺序为错简者，错在把少阳之半表半里认为是部位概念，既然是病位，当然应居表之太阳与里之阳明之间。对仲景三阳经的排列次序无法解释，只能妄批为错简。

少阳证的半表半里，不是部位概念，而是病机概念。表为阳，里为阴，少阳居阴阳之交界。少阳为阳经之枢，为阴阳出入之枢，出则三阳，入则三阴，少阳证属半阴半阳证。《伤寒论》第97条云："血弱气尽，腠理开，邪气因入，与正气相搏，结于胁下。""血弱气尽"是指少阳证正虚的一面，所以少阳证为半虚、半阴证。"邪气因入，结于胁下"，是指少阳证半实、半阳的一面。所以少阳证的半表半里，实指少阳证的性质、病机而言，不是指部位而言。表为阳，里为阴，即指少阳证半阴半阳、半虚半实的病机。出则为阳，入则为阴，所以少阳证理应居阳明之后，三阴之前，何言错简之有。

少阳证既然有半阴、半虚的一面，若用发汗法，当成实证来治，则犯虚其虚之戒，当然不妥，故少阳禁汗。

何以少阳证又喜汗解？《伤寒论》第102条云："凡柴胡汤病证而下之，若柴胡证不罢者，复与柴胡汤，必蒸蒸而振，却复发热汗出而解。"第230条："与小柴胡汤，上焦得通，津液得下，胃气因和，身濈然汗出而解。"

振，是振栗，即寒战。"必蒸蒸而振，却复发热汗出而解"，是战汗较轻者。

战汗，是汗法的一种特殊形式。战汗的发生，一由邪气阻隔，表里不通，正气不能外出与邪相争。待溃其伏邪，表里通达，正气出而奋与邪争，则战汗而解。一则是正虚不能驱邪，待扶正后，正气得复，则奋与邪争，亦战汗而解。小柴胡证之战汗，当属后者。小柴胡证有正虚的一面，正虚不能驱邪，致邪正相持而往来寒热。予柴胡汤后，柴胡、黄芩疏少阳之邪结，挫其邪势；人参、生姜、甘草、大枣益胃气；半夏交通阴阳。正气增，邪气挫，正气奋与邪争，蒸蒸而振，汗出而解。此即少阳证忌汗又喜汗解之道理所在。忌汗者，忌狭义汗法之强发其汗；喜汗者，喜阴阳和调，正气来复之正汗。这种战汗而解的方式，属广义汗法，正符合少阳证是半虚半实、半阴半阳的本质。

余临证屡用小柴胡汤治外感发热，未见服后有蒸蒸而振者。若将小柴胡剂作为狭义发汗法使用，余常加辅汗三法，必令其汗出热退。

少阳证禁汗，何以在予小柴胡剂时还发其汗呢，岂不有违经典？非也，仲景所云之少阳禁汗，是指单纯的发汗剂，如麻黄汤类；而小柴胡汤是扶正祛邪，不是单纯的汗法，又加辅汗三法助胃气，无伤正之虞，故不禁。

（四）关于桂枝汤为发汗剂的商榷

世皆云发汗的代表方剂为麻桂剂，桂枝汤与麻黄汤并列，而且全国统编《方剂学》教材也把桂枝汤归入解表剂中，《中药学》教材把桂枝归入解表药中，这种分类不够准确，容易产生误导。

桂枝汤属补剂，属阴阳双补的轻剂，桂枝甘草，辛甘化阳；芍药甘草，酸甘化阴；更加生姜、甘草、大枣益胃气，故桂枝汤属补剂类，归入解表剂中是片面的，是不够准确的。

桂枝汤属于补剂，试观《金匮要略·血痹虚劳病脉证并治》篇，共列治血痹虚劳八方，其中四方为桂枝汤的衍生方。血痹，乃阴阳俱微，予黄芪桂枝五物汤主之。虚劳，阴阳俱虚的八症，予小建中汤主之。虚劳里急诸不足，以黄芪建中汤主之。甚至虚劳已甚，频繁失精，已成为失精家，且少腹弦急、阴头寒，目眩发落，脉极虚芤迟，予桂枝汤调补阴阳，加龙骨、牡蛎涩精安神，固正气，无外邪的纯虚之证，桂枝汤照用。由此可见桂枝汤轻补阴阳之一斑。

当然，桂枝汤也有发汗的作用，太阳中风证，主以桂枝汤，所治者，乃虚人外感，如《伤寒论》第42条云："太阳病，外证未解，脉浮弱者，当以汗解，宜桂枝汤。"脉弱，乃正气虚，又感太阳表证，法当扶正祛邪，用桂枝汤。可见，桂枝汤所治者，乃虚人外感，此时用桂枝汤，意在扶正祛邪，必加辅汗三法，助胃气，并使药力相继，方能汗出，使邪随汗解。桂枝汤之发汗是调和营卫、燮理阴阳的结果，应归入汗法中的广义汗法。

桂枝汤之发汗，不同于麻黄汤之发汗，麻黄汤开腠理，宣通玄府，是强令其汗，属狭义汗法；桂枝汤是调理阴阳，阴阳和而后汗，故属广义汗法。若加辅汗三法，促其汗出，则桂枝汤又属狭义汗法范畴，具双重性。桂枝汤又具双向调节作用，可发汗，亦可止汗。桂枝汤治太阳中风，属发汗剂；《伤寒论》第53条曰："病常自汗出。"服桂枝汤调其营卫，则可止汗。止汗与发汗，二者迥异，然机理相同，皆为调和营卫、燮理阴阳。设若单服桂枝汤，而不加辅汗三法，则未必出汗，如黄芪桂枝五物汤治血痹，即未言加辅汗三法，亦无刻意求汗之意。若云桂枝、甘草，辛甘发散为阳，服之可令汗出而称其为发汗剂或解表剂，亦非确当，试观桂枝甘草汤，已去芍药之酸敛，仅剩辛甘发散之品，服之亦未求汗，吾临床屡用，从未见其汗出，故知桂枝甘草汤非发汗剂，而是意在振奋心阳。再如桂枝加桂汤，治寒袭而发奔豚者。若桂枝汤尚称为发汗剂，今更增桂枝二两，岂不发汗之力更甚，当称其为强发汗剂乎？然仲景并未言其发汗，亦未加辅汗三法，所以加桂者，以能泄奔豚气也。余临床用此方亦从未见其汗出者。

23

桂枝汤虽有扶正发汗的功能，但其主要作用在于调和营卫、轻补阴阳，应称其为补剂。若因其能扶正托邪而发汗，称之为与麻黄汤并列齐观的发汗剂，则失之片面。试观扶正祛邪发汗诸法，气虚者，补中益气汤可汗；阳虚者，理中汤、四逆汤可汗；阴虚者，复脉汤可汗；阴阳两虚者，景岳之理阴煎，熟地黄可用至二三两，温补阴分，滋阴托邪，使"汗从阴达，而寒邪不攻自散"。这些扶正祛邪发汗诸法，皆属广义发汗法，若称其为发汗解表剂，则失之远矣，当然，医家也没有如此归类者。这些扶正祛邪发汗剂，不称为发汗解表剂，而独将同样扶正祛邪的桂枝汤归入解表发汗剂，显然有失公允，故而欠妥。我这里谈这一问题，主要不是为桂枝汤正名，而是强调桂枝汤发汗的机理与麻黄汤有别，且阐明桂枝汤不囿于太阳中风，其用途甚广。

八、应用发汗法的辨证要点

俗云："中医难，难在识证。"诚然。识证，亦即辨证。中医辨证论治的核心是证。患者的症状，往往纷纭繁杂，千头万绪。欲识其证，关键在于把握证的要点。这个要点，叫法不同，有的称为标准，有的称为主证，有的称为要素，有的称为要点，实质意思是一样的。识证，当然要望闻问切，四诊合参。但四诊之中，其权重不同，吾在长期学习与实践中，逐渐形成了以脉诊为重心的辨证论治方法，亦即平脉辨证。

如何辨证论治，有很多提法，虽见仁见智，然亦不乏模糊、混淆之谈，尤其近来提倡创新，新的学说更是层出不穷，使人莫衷一是。各种学说中以孰为是，以孰为非，唯一的办法是溯本求源。源在何处？尽人皆知，是张仲景创立的辨证论治体系，欲正本求源，就要深入领悟仲景的辨证论治方法。仲景的辨证论治方法，一言以蔽之，就是平脉辨证。我有一个深切的体会，对仲景所写的每条经文，只要悟懂了其脉象的意义，这条经文也就容易理解和灵活运用。我临床看病也是这样，只要把每个患者的脉象看明白了，对该病也就基本看明白了，治起来心中也就有一定把握。

那么，寒邪袭人的要点是什么？我总结的要点有三：一是脉沉弦拘紧，吾将此脉称之为痉脉；二是疼痛；三是恶寒。依其在辨证中的权重划分，脉占80%，疼痛占10%，恶寒占5%，其他舌征、体征、症状，可占5%。此乃约略言之而已。

（一）痉脉

痉脉的特征就是沉弦拘紧。这种脉摸起来有一种呈痉挛状态的感觉，故称之为痉脉。

沉：沉主气，或为邪气阻遏，气血不能外达以充盈鼓荡血脉而脉沉；或正气虚衰，无力充盈鼓荡血脉而脉沉。邪阻者为实，脉当沉而有力；正衰者为虚，脉当沉取无力；以沉取有力无力以别虚实。

寒邪所犯，因寒主收引凝泣，气血亦随之收引凝泣，脉焉有不沉者。寒邪袭表，因表为寒邪闭郁，气血不得外达，所以此时脉并不浮，反以沉者为多见。若寒袭经脉筋骨恶寒而痛者，其脉亦沉，此亦因寒邪凝泣收引所致。邪犯于里者，恒因里之正虚，寒邪得以内传或直犯，其脉当沉弦拘紧之中，按之无力。无力为正虚，脉痉为寒凝，证属虚实相兼，治当温阳散寒，扶正祛邪。正虚的程度有轻有重，轻者，脉力稍逊，吾以脉减相称，即介于脉实与脉虚无力之间。

弦而拘紧：寒主收引凝泣，血脉亦拘紧，乏舒缓之象，呈一种痉挛状态。拘紧之象越著，则寒凝越重，寒的轻重与脉的拘紧程度呈正比。寒闭于表者，脉即沉紧而拘，寒犯于里者，脉亦沉而拘紧。寒闭表者，因正气尚强，其脉沉而拘紧有力，伴恶寒、头身痛、无汗。寒闭于里者，脉沉而拘紧力减，伴疼痛、畏寒。

桂枝汤证乃太阳表虚，实质是虚人外感，且所客者为风邪。风邪属阳，其性升浮轻扬，其症为发热、恶风、自汗，脉浮缓或浮弱，故脉不是痉。予桂枝汤加辅汗三法，实为扶正祛邪法。

若湿邪所犯，湿为阴邪。阴湿者，脉多兼濡软；然湿又能闭阻阳气，故脉亦兼弦紧。阴湿之脉当沉而弦拘之中，兼见濡软之象。湿盛则濡，湿盛则阳微，脉亦可见沉拘紧无力，症多伴酸、沉、胀、僵、头沉、胸痞、畏寒、苔白腻等。

若温邪袭肺而兼表闭者，脉可浮数，因温邪其性属阳，当热郁而伸时，脉浮数。表闭的特征为无汗或汗出不彻，恶风寒，伴头身痛等，此时亦可以辛凉之剂加辅汗法，令其汗出，透解表郁，此亦通常达变之法。

（二）疼痛

关于疼痛的病因病机，经典中有详尽的描述。

《素问·举痛论》曰："寒气客于脉外则脉寒，脉寒则缩蜷，缩蜷则脉绌急，绌急则外引小络，故卒然而痛。"这段经文明确指出寒邪外客，引起脉的蜷缩、绌急。表现在脉象上，则沉弦拘紧，呈一种痉挛状态，此即痉脉。脉既已痉，且外引小络亦绌急而痉，气血运行受阻，必然不通而痛。若寒客于外者，表现为头身痛、骨节痛、恶寒、无汗；寒客于肺者，则胸痛憋气、咳喘；寒客于肝者，则胸胁痛、头痛、少腹痛、阴痛、阴缩；寒客于心者，则胸痛彻背、憋气、心悸怔忡；寒客于肾者，则小腹痛、腰痛、阴痛、小便不利、水肿、头痛、肢厥；寒客于脾胃则脘腹痛、吐利。总之，疼痛是一主要见症。但引起疼痛的原因甚多，虚实寒热皆可引发疼痛。何以知为寒邪引起的疼痛？脉沉弦拘紧可知。脉为寒凝之脉，则此疼痛属寒凝所致可知。不论疼痛或轻或重，或表或里，或暂或久，皆属寒邪所引发。

（三）恶寒

寒邪所客，因寒能痹阻阳气，且寒盛伤阳，阳气不能温煦则寒。寒客肌表者，恶寒是一主要见症，其程度或轻或重，时间或短或长，只要脉沉弦拘紧，皆为寒邪所引发。若寒入里者，恒因阳虚而寒邪传变入里或直入，其寒象以畏寒、肢冷为多见。其寒，或隐或显，或暂或长，或局部或周身，若脉沉弦拘紧而减或无力者，皆为寒所引发。

痉、痛、寒三者，吾将之作为寒邪所客的主要指征。除此三征之外，当然还有兼邪者，兼气血阴阳之虚者，出现诸多兼症，只要此三点具，症状与体征再多，亦以寒客论之，皆予汗法治之，或纯予辛温发汗，或扶正发汗祛邪，有兼邪者兼顾之。

九、发汗法的临床应用范围

所谓发汗法，这里要特别指明的是狭义发汗法。

关于发汗法的应用范畴，一般多停留在"外感表证当汗""汗法可以解表"这一较粗、较局限的层面。实则表证、里证、虚实相兼证及阳虚阴凝者，皆可用。

（一）用于表证

1. 寒邪袭表

一般仅笼统地讲，外邪袭表所引起的病证，即为表证。

外邪，当然是指六淫，即风、寒、暑、湿、燥、火。六淫依其属性，分阳邪与阴邪，寒、湿属阴邪，风、暑、燥、火属阳邪。阳邪引发温病，而温病忌汗，自非狭义汗法所宜。所以，适宜狭义汗法所治的表证，是指阴邪所引起的表证。

寒为阴邪，寒邪袭人从肌表而入。寒多兼风，寒邪袭表，多与风邪相兼而入。风虽为阳邪，与温邪相合则为风温，属阳邪；与寒相合，则为风寒，属阴邪。

表证的特征是什么？风寒袭表则为太阳表证，《伤寒论》云："太阳之为病，脉浮，头项强痛而恶寒。"当然，太阳病又分太阳中风之表虚证与太阳伤寒的表实证。太阳中风于桂枝汤为发汗剂的商榷中已论之，此处着重论太阳伤寒。

寒邪袭表之太阳表实证，脉浮吗？征之于临床，太阳伤寒初起脉并不浮，因寒主收引，寒主凝泣，气血收引凝泣，脉是浮不起来的，反而脉见沉，沉且拘紧。景岳云："其有寒邪外感，阳为阴蔽，脉见沉紧而数及有头痛身热等证者，正属邪表，不得以沉为里也。"《四诊抉微》曰："表寒重者，阳气不能外达，脉必先见沉紧。"又云："岂有寒闭腠理，营卫两郁，脉有不见沉者乎。"所以，阴邪袭表的表证，脉并不浮，不能以脉浮作为表证的诊断依据。待寒邪化热，热淫于外时，脉方渐浮、渐大，乃至脉洪。

太阳伤寒初起头痛吗？项强吗？可以出现头痛项强，但也可以不见头痛项强。而且，即使出现头痛项强，也不能仅据此而断为太阳表寒，因很多原因都可引起头痛项强。

那么，太阳表寒证的主要特征是什么？是恶寒与脉紧。仲景于《伤寒论》第3条云："太阳病，或已发热，或未发热，必恶寒。"仲景说得非常肯定，恶寒是太阳表证的必见之症。第121条："太阳病，当恶寒。"再次说明恶寒是太阳表证的当然之症。第134条："而反恶寒者，表未解也。"太阳表证解否？其判断标志是恶寒是否存在，有恶寒，就有表证。第 160 条："汗吐下后，恶寒者，表未解也。"病已迭经汗吐下多种方法的治疗，表证解否？判断标志仍然是恶寒。所以，恶寒是判断表证存在与否的主要依据，不论是始发还是历经数日、数十日；不论是否屡经误治，本当转为坏病，其表证是否尚在，皆依恶寒在否而断。

但是，恶风寒亦非表证所特有，白虎汤证，当热汗伤阳时，可在壮热的基础上出现背微恶寒；火郁证，阳气郁而不达可恶寒；阳虚之人也可恶寒；东垣的气虚贼火内炽，也可见类似外感病的恶寒表现，故东垣有《内伤外辨惑论》之辨。当然，不能把这些恶寒统属于表证而汗之。表证的恶风寒，尚须具备以下四个特点：

第一，初起即见。表证一开始，最早出现的症状就是恶风寒。若在疾病演变过程中，由于阳伤或阳郁等原因，中途出现的恶风寒，则不属表证的恶风寒。表证的恶风寒，必须初起即见。

当然，表证的恶风寒，程度上可有很大差别。重者可寒战，轻者略觉身有拘束之感，或怕缝隙之风，或仅背微恶寒，甚至有的因症状轻微，不大在意而忽略之。恶寒的持续时间，短者可不足半小时，长者可达数日或数十日不解。

第二，寒热并见。除虚人外感可恶寒不伴发热外，凡属表实证者，皆寒热并见，当然，热的程度可有很大差别。

必须说明，中医所说的热，是特定的病理反映，如口渴、烦躁、身热、溲赤、便结或下利臭秽、舌红苔黄、脉数急等症。其体温可高，可不高。而西医所说的热，是以体温高为唯一标志。二者表现虽有重叠，但不能混淆等同。我所以说明这一点，是因为如果一见体温高就诊为热证而用寒凉药，易误诊误治。我就有此教训，故不得不说明之。当然，外感发热，一般都有程度不同的体温升高。

第三，持续不断。只要表证不除，恶寒就不解，故曰"有一分恶寒有一分表证"，恶寒伴随表证的始终。若表证已解或内传，恶寒也就不存在了。常见有外感表证的患者，恶寒、发热、自汗往复交替出现，如疟状。如疟者，非疟也，疟之寒热，特点是先寒后热，或但热不寒，而太阳表证是寒热并见，所以非疟。但毕竟恶寒未解，故仍属表证，如《伤寒论》之三小汗法。

少阳证虽往来寒热，然少阳证之恶寒却非表证。少阳证的本质是半虚半实证。"血弱气尽"，为少阳之半虚的一面；"腠理开，邪气因入，与正气相搏，结于胁下"，则是少阳证半实的一面，所以少阳证为半虚半实证。少阳主枢，为阳经之枢，是阴阳出入之枢，出则三阳，入则三阴，少阳位居阴阳之交界处，故少阳证又属半阴半阳证。《伤寒论》第148条虽云少阳证"必有表，复有里""此为半在里半在外也"。此处所云之表里，乃表为阳、里为阴，半表半里，亦即半阴半阳之意。至于少阳证往来寒热之意，亦非表证的表阳闭郁之恶寒，而是邪结胁下，乃少阳经之分野。"邪正交争"而恶寒。正已虚，不足以驱邪外出；邪虽入，因有正气与之相拒而不能深传，故邪正交争，相互拉锯，正蓄而强，出与邪争则热；邪胜正却则恶寒，正邪相拒相争而成往来寒热。此寒，并非表证。邪不在表，而是邪结少阳。若果系表证，何以少阳禁汗？若少阳果有表证，何以又有太少合病之柴胡桂枝汤证？可见，此寒非表证，少阳之半表半里，实为半阴半阳之意。

第四，伴有其他表证。在恶风寒的同时，伴发热、无汗、头身痛等症，其他如鼻塞、流涕、喷嚏、咳嗽、咽痛、呕恶等，则为或然之症。非必皆见。

太阳表实的第二个特点是脉紧。因寒主收引凝泣，血脉收引而拘紧。至于脉浮否，却未必，因寒为阴邪，其性沉降，脉非但不浮，竟多见沉。《伤寒论》第3条："脉阴阳俱紧者，名为伤寒。"这里强调太阳伤寒应脉紧，而未言脉浮。

只要具备了上述四个特点的恶风寒一症，又有脉紧，两项具备，即可诊为太阳伤寒表证。若兼见发热、头身痛、无汗三症，则诊断太阳表实证的条件更加完备。至于其他或然之症，则非必见。

我之所以不厌其详地讲太阳表证的特点，一是这直接关系到发汗法的临床应用。二是因临床常发生误判误治，或与西医的上呼吸道感染或过敏性鼻炎等相混淆。常见患者自述感冒了，或曰经常感冒，有的连续三五年，天天服感冒药，皆因未能严格把握太阳表实的诊断标准。这个标准的关键两条就是恶寒与脉紧。

寒邪袭表者，当予麻黄汤及其类方治之，发汗祛邪解表。

2. 湿伤于表

湿属阴邪，亦可伤表。对于湿邪为患的病变，薛生白《湿热病篇》论之最详，特别是对湿热证，条分缕析，极为详尽。

薛氏与叶氏齐名。叶氏对温热类温病，创立了卫气营血辨证论治体系；薛氏对湿热类温病，创立了正局与变局辨证论治理论体系。薛氏与叶氏，共为温病学的奠基人。惜薛氏对正局与变局的理论体系论述不够醒目，令人难于了然，故后人绝少提及，几致湮灭，反倒将吴鞠通的三焦辨证当成了湿热类温病的辨证论治体系。如今皆云温病学的辨证论治体系是叶氏的卫气营血辨证与吴氏的三焦辨证，而薛氏的正局与变局辨证体系，竟无人提及，仿佛天下人皆知有李公子，而不知有李闯王。实则吴瑭的三焦辨证，算不上一个完整的辨证论治体系。理由详见拙著《平脉辨证温病求索》，此不复赘。

薛氏云："湿热之病，不独与伤寒不同，且与温病大异。"明确了外感初起，伤寒、温病、湿温乃三纲鼎立。伤寒之太阳病，"以太阳为寒水之府，主一身之表，风寒必自表入，故属太阳"。"温病乃少阴太阳同病……少阴不藏，木火内燔，风邪外袭，表里相应，故为温病"。"湿热证，乃先有内湿，易招至外湿"。正如薛氏所云："湿热证，始恶寒，后但热不寒，汗出，胸痞，舌白，口渴不引饮。"自注中曰："始恶寒者，阳为湿遏而恶寒，终非若寒伤于表之恶寒。""然所云表者，乃太阴阳明之表，而非太阳之表，太阴之表，四肢也；阳明之表，肌肉也，胸中也。"

湿邪伤表，薛氏分为阴湿伤表与阳湿伤表两种类型。

《湿热病篇》第2条为阴湿伤表，曰："湿热证，恶寒无汗，身重头痛，湿在表分，宜藿香、香薷、羌活、苍术皮、薄荷、牛蒡子等味。头不痛者去羌活。"薛氏所列诸药，并无方名，意在列举数药，示人以法，临证可灵活加减变化。为应用方便，笔者称之为阴湿伤表方。

阴湿，即湿未化热，与寒湿近。寒湿郁遏表而恶寒无汗、头身痛重，脉当沉紧而濡、或弦濡或濡缓，苔当白或白腻，症当兼胸痞。具上述特征的表证，即属阴湿伤表。恶寒无汗、头身痛、脉紧，是寒邪袭表的表现；身重、胸痞、脉濡、苔白或腻，是夹湿的表现。所以阴邪伤表，实为寒与湿相合袭表。治当散寒化湿解表。薛氏之阴湿伤表方，香薷、羌活、苍术皮、藿香，皆散寒化湿解表；薄荷、牛蒡泄卫透表。《金匮要略》云："湿家身烦痛，可与麻黄加术汤发其汗为宜。"服后，"覆取微似汗"。"病者一身尽痛，发热，日晡所剧者，名风湿。此病伤于汗出当风，或久伤取冷所致也，可予麻黄杏仁薏苡甘草汤"。"温服，有微汗，避风"。其他如羌活胜湿汤、藿香正气散、十神汤、香薷饮、神术散等，亦可酌而用之。阴湿在表，法当汗出而解，只宜微汗，不可大汗。仲景云："汗大出者，但风气去，湿气在，是故不愈也。若治风湿者，但微微似欲汗出者，风湿俱去也。"微微似欲汗者，亦即正汗也。

《湿热病篇》第3条为阳湿伤表，即湿已有化热之势，与湿未化热之阴湿相对而言。曰："湿热证，恶寒发热，身重，关节疼痛，湿在肌肉，不为汗解，宜滑石、大豆黄卷、茯苓皮、苍术皮、藿香叶、鲜荷叶、白通草、桔梗等味。不恶寒者，去苍术皮。"自注云："此条外候与上条颇同，惟汗出独异，更加关节疼痛，乃湿邪初犯阳明之表……而即清胃脘之热者，不欲湿邪之郁热上蒸，而欲湿邪之淡渗下走耳。此乃阳湿伤表之候。"此条亦无方名，笔者称之为阳湿伤表方。

湿伤于表，自然不同于伤寒之太阳表实证。伤寒之太阳表实，因太阳主一身之表，风寒必自表入，寒遏卫阳，故恶寒发热、无汗、头身痛、脉紧，当辛温发汗而解。湿邪伤表，是内外合邪，先有内湿，方招致外湿，且湿性黏滞，故不同于伤寒之辛温发汗可解。若大汗出，湿必不除，当芳化渗利内湿，兼辛散疏化外湿，表里合治，微微似汗出者，风湿俱去。

3. 阴邪外袭肌肉、经脉、筋骨

人体之表，并不仅仅指皮毛，也有深浅层次的不同。《灵枢·寿夭刚柔》曰："内有阴阳，外亦有阴阳。在内者，五脏为阴，六腑为阳；在外者，筋骨为阴，皮肤为阳。"可见人体之里有阴阳，人体之外亦有浅深阴阳的不同层次。人体的外层，大约可分为皮毛、肌肉、经络、血脉、筋、骨六个层次。

邪袭肌表皮毛，引起恶寒、发热、无汗、疼痛等表证者，主要为寒邪，或寒夹风而外袭，当辛温发汗，主以麻黄汤类方。若太阳表虚，主以桂枝汤类方。邪袭肌肉，若因于湿者，主要表现为肌肉、四肢的酸、沉、胀、僵，可伴有恶寒、发热、疼痛、自汗、胸痞、首如裹等。因湿邪外袭，先有内湿，易招至外湿。胃主肌肉、脾主四肢，故多肌肉四肢之见证。法当化湿解表，令其微微汗出，风湿俱去。若风客肌肉，即太阳中风，见汗出恶寒，发热头痛，脉浮缓，主以桂枝汤，解肌发汗。桂枝汤不言解表发汗，而言解肌发汗，因太阳中风实为虚人外感，先有正气不足，又遭风邪外邪。因其正虚，外邪可不经表之第一层，而直入表之第二层，即肌肉，出现太阳表虚证。若阴邪客于表之第三层，则经络、血脉不通，不通则痛，沿经络血脉循行部位而寒痛，可伴僵、麻、酸、沉、痹、挛、痿等，当辛温发汗通经，或加扶阳、活血之品。薛生白《湿热病篇》第4条曰："湿热证，三四日即口噤，四肢牵引拘急，甚则角弓反张，此湿热侵入经络脉隧中，宜鲜地龙、秦艽、威灵仙、滑石、苍耳子、丝瓜络、海风藤、酒炒黄连等味。"这就是湿侵于表，但不在表之一二层，而在第三四层的经脉。湿在经脉，经脉不通而可寒痛、酸、沉、痹、挛、僵、痿等。薛氏未列举酸沉、痛胀、僵麻、痹痿等症，而独言成痉。概湿侵经脉，气血不通。痉乃筋之病，筋之柔，须阳气之温煦，阴血之濡润。今湿侵经络脉隧，气血不通，筋失温养，故拘急而痉。痉虽与僵麻、酸胀、痹痿不同，但其理一也，皆须化湿疏风通经。若邪袭筋骨，则筋骨寒痛，可伴活动障碍、感觉障碍、气血循行障碍等。邪气之所以能够深入到表的第五层、六层，必因正虚，邪方能深入。

外邪客于体表，不管其层次或深或浅，或新或久，只要有外邪，总要驱邪外出，所以汗法一概适用。应用汗法时，有正虚者须扶正，有兼邪者须统筹其兼邪。若阳邪所客，兼有阴邪外袭者，则祛其阳邪之时，兼散阴邪。如暑兼寒者，当清暑散寒；燥兼寒者，当润燥散寒；火热兼寒者，俗称寒包火，当散寒清火透热；若气机逆乱兼阴邪外袭者，当调畅气机，兼以散寒。若内生之痰饮、瘀血兼阴邪外袭者，则活血涤痰化饮兼以散寒。相兼诸证，要权衡轻重缓急，恰当处措。

（二）用于里证

阴邪外袭，可袭于表，亦可袭于里。阴邪包括寒与湿，或夹风而为风寒、风湿。因与阴邪相合，则其性从阴。阴邪袭里者，主要指寒邪。湿邪是以脾胃为中心，阳湿者归于胃，阴湿者归于脾。湿邪袭里，主要见脾胃及六腑病变。寒邪袭里，则六腑、五脏皆可客之，远较湿邪广泛且多见。湿邪蕴里者，主要治则为化湿，或健脾化湿，或淡渗利湿，或清热化湿，或苦燥化湿，或风药胜湿等。此时用风药，已不在于发汗，而在于升发清阳。脾以升为健，脾升方能化湿。故这里讨论的阴邪袭里，主要讨论寒邪所袭者。

寒邪袭里，有两个途径：一是传变，由表及里，逐渐形成里寒证；《素问·缪刺论》曰："夫邪之客于形也，必先舍于皮毛；留而不去，入舍于孙络；留而不去，入舍于络脉；留而不去，入舍于经脉，内连五脏，散于肠胃，阴阳俱感，五脏乃伤。此邪之从皮毛而入，极于五脏之次也。"这就是寒邪由表及里的逐步传变。另一途径，是寒邪直入三阴及六腑。寒邪之所以能够不经外表而直入者，皆因正虚所致。《素问·评热病论》曰："邪之所凑，其气必虚。阴虚者，阳必凑之。"推而可知，阳虚者，阴必凑之。阳气虚，寒邪可直入，哪个脏腑阳虚，寒邪就直入哪个脏腑。由于客邪所袭的病位不同，因而临床表现亦颇繁杂。寒客心经者，可见心痛、憋气、心悸、惊怵、动辄喘喝、唇舌青紫、舌暗等；寒客于肝，则胸胁痛、头晕痛、痉厥转筋、阴痛囊缩等；寒客胃肠则吐利不食、脘腹胀痛等；寒客于肺则咳喘不得卧、呼吸困难、痰涎涌盛等；寒客于肾则畏寒肢厥、但欲寐、水肿、阴痛、腰痛膝软、二便不利等。

既然寒邪入里，干于脏腑，损伤阳气，阻痹气血，升降出入之路闭塞，当务之急是驱邪外出。所以寒邪入里者，当汗而解之。即使为多年痼疾，沉寒痼冷伏于里者，亦当断然汗解，不以时日为限。汗之之时亦要兼顾正气及兼邪。这里须强调此处以汗法所治之寒，是客寒，而非阳虚阴盛的内生之寒。临床中，凡西医诊为咳喘、阻塞性肺病、高血压、冠心病、肾病、胃肠病、干燥综合征、脑中风、类风湿关节炎等，只要具备脉痉且寒、痛三个特征，发汗法概可用之，不以西医诊断所束缚。

（三）用于虚实相兼证

寒邪所以能外客，甚至长驱直入袭于脏腑，皆因正虚所致。当然正虚程度不同。若正气已虚，又有寒客者，发汗法可用否？可用，此时要扶正祛邪，当视其轻重缓急而权衡之。阳虚者，温阳发汗；阴气虚者，滋阴发汗；阴阳两虚者，阴阳双补发汗；气血两虚者，益气补血发汗；若有兼邪者，则当相兼而治。

（四）用于阳虚阴凝证

阳虚阴凝者，并无外邪所客，纯为阳虚所致。由于阳虚阴盛而阴寒凝泣收引，其脉当沉弦细无力且拘紧。在扶阳的基础上，麻黄、桂枝、细辛等辛散之品亦可用。如仲景之桂甘姜枣麻辛附汤，意在转其大气，此时用麻黄、桂枝、细辛，并非发汗，乃激发鼓舞阳气之布散。方药虽似，然方义已变。《金匮要略心典》尤注云："麻黄非独散寒，且可发越阳气，使通于外，结散阳通，其病自愈。"若虽阳虚阴盛，然脉已成格阳、戴阳，若再用辛散之品，则当谨慎，防其阴阳离决。若必欲用其解寒凝，不仅辛散之药量宜小，且须加山茱萸、龙骨、牡蛎，在温阳辛散的基础上，佐以敛涩镇摄，防阳气之浮散，张锡纯之来复汤，即寓此意。

综上所述，狭义发汗法，用于寒湿客于肌表者，或客于肌肉、经脉、筋骨者，亦用于寒邪袭里者；若正虚而寒袭者，可扶正发汗散寒。若阳虚阴盛而无客邪者，在扶阳基础上，亦可用其激发阳气以解寒凝。由此可见，辛温发汗法广泛用于临床，决不仅仅是用于解表。

十、汗法的禁忌

汗法为《伤寒论》中驱邪外出的一大法门，仲景应用甚广，又极为严谨，对汗法的禁忌进行了详尽的论述，概括起来，其禁有三：一为温病忌汗，二为里证禁汗，三为正虚者禁汗。

首先要明确仲景所说的汗禁，是针对单纯用狭义的发汗法而设的汗禁。这些汗禁，无疑是正确的，而且是临证时应严格遵守的。若发汗法与其他治则、治法结合运用时，则又不可囿于仲景所设的汗禁，画地为牢，当灵活看待。仲景自己在具体运用时，亦并未局限上述汗禁；后世医学的发展更未囿于仲景所说的汗禁，大大拓宽了汗法应用范围。这并不是说仲景所提出的汗禁错了，而是要明确汗禁的前提，是指单纯的狭义汗法而言，并不是指所有的汗法，如表里双解法、扶正祛邪法等。

论汗法（第2版）

（一）温病忌汗

《伤寒论》第6条云："太阳病，发热而渴，不恶寒者，为温病。若发汗已，身灼热者，名风温。风温为病，脉阴阳俱浮，自汗出，身重，多眠睡，鼻息必鼾，语言难出。"

这里明确提出温病忌汗，汗之不惟不解，反伤阴助热，热势燔灼，转成风温。这里所说的风温，不是吴鞠通所说的风温，而是热盛肝风内动的风温。热盛，鼓荡气血外浮而脉阴阳俱浮；热迫津泄而汗出；热盛伤津耗气而身重；热盛神昏则多眠睡，此乃神志症状；热邪犯肺而息鼾；热邪扰心而语言难出，一派热盛而肝风萌动，机窍失灵之象，故曰风温。

该条又云："若被火者，微发黄色，剧则如惊痫，时瘛疭。若火熏之，一逆尚引日，再逆促命期。"被火与火熏，皆为古代常用的发汗法，以大热逼其汗出，一逆再逆，热入血分，血败而黄；热邪犯心，逼乱神明而惊；热犯于肝而肝风动，时瘛疭如痫；甚至促其命期，导致死亡。

温病本属热盛，但热不寒，《伤寒论》归之于阳明病，温病中归之于气分热盛，陆九芝称，阳明为成温之渊薮，非清即下，非下即清。误用辛温发汗，助热伤阴，其为误治，自不待言。这与温病学中所云之"温病忌汗"是一致的。所以，仲景所云之此禁，无疑是正确的。

（二）正虚者禁汗

关于正虚之人不可汗，仲景列了许多条文。正虚之人，为什么要发汗呢？必是因其有风寒外袭之证，所以才用发汗法以祛外邪。既有正虚，又有风寒外袭之证，是否皆禁呢？未必。可采用扶正祛邪的方法，一边扶正，一边发汗祛邪。张仲景就有很多条文采用扶正祛邪法，并未受汗禁的限制。如麻黄附子细辛汤、麻黄附子甘草汤即是温阳扶正、发汗祛邪的代表方子。《伤寒论》第301条曰："少阴病，始得之，反发热，脉沉者，麻黄附子细辛汤主之。"第302条曰："少阴病，得之二三日，麻黄附子甘草汤，微发其汗。以二三日无证，故微发汗也。"二方皆治太少两感证，皆为温阳发汗剂。少阴病始得之，显然较第302条之"得之二三日"病程短，正气相较而言尚强，故麻黄解表发汗，配细辛之辛温走窜宣散；有少阴里虚寒，取附子温阳，辅以细辛启肾阳，发散之力强于麻黄附子甘草汤。麻黄附子细辛汤条文中，虽未明言发汗，但据麻黄附子甘草汤微发其汗推知，麻黄附子细辛汤亦应汗出。由此可知，阳虚而感寒者，仲景并未因阳虚而禁汗，照样发汗。仲景所用的汗法已是温阳发汗，或属扶正祛邪，而不是单一的辛温发汗。

第91条、第372条，皆少阴虚寒与太阳中风并见者，里急先救里，用四逆汤；表急先救表，用桂枝汤。服桂枝汤，加辅汗三法，则为狭义发汗法。可见，有阳虚者，亦可发汗，并非皆禁。阳虚与寒袭者，亦可相兼为用，如第20条，太阳病发汗太过而阳虚者，用桂枝加附子汤主之；第22条，太阳病下之后，脉促胸满又兼微恶寒者，桂枝去芍药加附子汤主之，皆将息如前法，即桂枝汤加辅汗三法以取汗之法。再如三附子汤，皆治阳虚夹寒者，甘草附子汤，"初服得微汗则解"，而白术附子汤与桂枝附子汤，虽未言发汗问题，但从甘草附子汤推知，亦应发汗则解。由上述可见，阳虚夹寒者，仲景不仅未禁发汗法，反而屡用之。

气虚而兼太阳表虚者，仲景予桂枝新加汤发汗。"诸病黄家，假令脉浮，当以汗解之，宜桂枝加黄芪汤主之"。该方亦加辅汗三法，当为益气发汗法。治血痹之黄芪桂枝五物汤，虽未明言发汗，若加辅汗三法，当亦可汗出，此亦益气发汗法。第357条之麻黄升麻汤，治"伤寒六七日，大下后，寸脉沉而迟，手足厥逆，下部脉不至，咽喉不利，唾脓血，泄利不止者"。以方测证，用桂枝汤加麻黄、升麻，乃解表之剂；用石膏、知母、黄芩，知有里热；用天冬、白芍、当归、葳蕤，知有阴虚；用茯苓、白术、炙甘草、干姜，知为脾阳虚。对这种表里、寒热、虚实错杂相兼之证，仲景仍然用汗法，曰"汗出愈"。《金匮要略》之阴阳毒，邪毒蕴蓄于里，已入阴血，变症丛生，仍以升麻鳖甲汤"取汗"，未忌汗法。

结语： 对里证、正虚证，仲景设了许多禁忌，以免误汗而助邪或伤正。但从上述可见，对里证、正虚证，仲景照用汗法，岂不

论汗法（第2版）

仲景有违自己所设的禁忌？非也。仲景所设之禁，是指单纯用汗法者，而非偶方之汗法。若寒袭于表而正虚者，可扶正解表；若邪入里者，亦可扶正散寒；若邪在表又兼里邪者，可表里双解，如小青龙汤之外寒内饮，大青龙汤之外寒内热，皆表里双解剂，只要经过适当配伍，又恰当地掌握发汗的度，则发汗法可照用，并不局限于仲景所设的汗禁。

十一、汗后转归

汗法分狭义汗法与广义汗法两类。此处所说的汗后转归，是指狭义汗法而言。

讨论汗后的转归，是指当汗而汗者的转归。至于不当汗而汗者，变证丛生，则为误汗，不在讨论范围。

汗后的转归，仲景进行了详尽的论述，概括起来，不外四种情况。

（一）汗出而愈

对新感、邪浅、正气强者，往往一汗而愈。对沉寒痼冷者，虽不能一汗而瘥，亦可因邪去而病著减，余症再观其脉证，随证治之。

（二）汗出不彻

所谓汗出不彻，就是俗话所说的汗未出透。什么样才算汗出透了呢？标准就是正汗。

汗出未透的原因，或为辨证治疗有误；或为方药配伍、药量失当，或为煎服方法及辅汗法的运用失宜，或正虚不能托邪等。

何以知汗出未透呢？或虽予发汗而未见汗出，或虽汗而汗少，或局部见汗，或只一阵见汗，或虽汗而症未解，或虽汗而脉仍痉或涩。若大汗出者，乃发汗太过，属发汗失当。

汗出不彻者，后续当如何治疗？若脉仍痉且当汗之证仍在者，当继予发汗，务求正汗出。本当汗后不可再汗，吾一般发一次汗，少数发两次汗，极个别的曾发三次汗。即使脉仍痉者，亦不敢再汗，当观其脉证，知犯何逆，随证治之。

（三）汗后阳盛

若汗后脉转滑、数、大、渐起有力者，乃热邪已盛，当转予清透热邪。

（四）汗后正虚

发汗太过，可伤阴，亦可伤阳，出现正气虚馁之象。正虚，不外阴虚、阳虚、气虚、血虚。阳虚者，脉当按之无力或减，伴有寒象。气虚者，脉亦按之无力或减，伴头晕、心慌、气短、乏力等气虚之象，但寒象不著。血虚者，脉细而减，伴有不荣不华之象。血虚者恒伴气虚之象，治当益气生血，使无形生出有形来。阴虚者，脉当细数，伴虚热之象。

若汗后邪除，则当转而扶正，视其阴阳气血之虚而调补之。亦观其脉证，知犯何逆，随证治之。

论汗法（第 2 版）

汗法医案

本书前之所述，是我们对经典论汗的理解和阐述。学以致用，理论的价值在于指导实践，我们的理解和应用是否正确，关键在于是否经得起实践的检验。下面列举百余例医案，就是通过实例来印证我们对汗法的理解，包括外感内伤发热、心脑血管病、呼吸、消化、痹证、五官等疾病，还有些病种未曾涉及或不会用，尚待继续努力。其中引用了一部分曾发表过的医案，意在便于对汗法有个较全面的了解。我们的体会是明白了汗法的机理及应用指征，汗法可广泛应用。为阅读方便，本书对医案大致进行了归类。

一、发热

关于热的概念，中西医有别。中医之热是指一组特异症状和体征，如身热、烦躁、口渴、溲赤、便干、舌红苔黄、脉数、面赤等，体温或高或不高。西医是以体温计的度数为标准，超过37.3℃即为发热。中医因外感引起的发热，一般体温亦高，而内伤发热亦有高者。此处所论之发热，全部是指体温高且由汗法所治者。

外感发热西医重在抗菌、抗病毒；而中医重在发汗，"体若燔炭，汗出而散"。其治法，自与西医有别，这是值得深入研究的一项课题。

例1：太阳伤寒

杨某，男，21岁，学生。2007年3月12日初诊。

发热4天，体温38.5℃，恶寒，无汗，头身痛，食差，便可。

脉紧数，舌稍红，苔薄白。

证属：寒邪束表。

法宜：发汗散寒。

方宗：麻黄汤。

| 麻黄 9g | 桂枝 9g | 杏仁 10g | 炙甘草 6g |
| 生姜 6 片 | | | |

2 剂，水煎服，3 小时服 1 煎，温覆取汗，得畅汗停后服。

隔日告曰，服 1 煎，即得汗而解，余药未服。

按：笔者屡用麻黄汤发汗治表寒者，其效颇捷，主要掌握发热、恶寒、无汗、脉紧。寒束于表而脉紧者，多沉而不浮。寒主收引敛泣，气血痹阻，故而脉沉。正如《四诊抉微》所云："表寒重者，阳气不能外达，脉必先见沉紧。""岂有寒闭腠理，营卫两郁，脉有不见沉者乎。"故知，沉亦主表。脉紧数者，数脉从紧，不以热看。因寒闭阳郁而脉数，紧去数自已，故不加寒药清热。太阳主一身之表，为诸经之藩篱，卫护于外。风寒外袭，太阳首当其冲，营卫两郁，太阳经气不利，卫阳不能温煦而恶寒、无汗、头身痛；阳郁化热而发热；肺气被束则胸满而喘；胃气逆而呕逆。以麻黄汤发汗解表散寒，寒去则腠理开，溱溱而汗，诸症随之而解。

麻黄汤何以能发汗散寒解表？亦必"阳加于阴"始能汗，如前汗出机理一节所云，是一个涉及全身脏腑经络器官的复杂过程，是阳气与津液通过纹理网络系统宣发敷布于周身的过程。麻黄发越阳气，桂枝通阳，杏仁利肺气，甘草和中。肺气利，则三焦通，原气方能布于周身；膀胱气化行，经脉通，方能"水精四布，五经并行，合于四时五脏阴阳，揆度以为常"，此时方能"阳加于阴"，腠理开，阳施阴布，汗液出，寒邪散，病乃痊愈。所以，麻黄汤之发汗，同样是一调节全身阴阳升降出入的复杂过程。其他汗法，概莫例外。阴阳和，病自愈。

例 2：夏日伤寒

张某，男，34 岁。2007 年 8 月 2 日初诊。

暑热难耐，20 日前卧地而眠，吹电扇，凌晨恶寒发热，无汗，头身痛，胸脘满闷，恶心欲吐，下利日三四度。体温 38.7℃，午后升至 39.8℃。曾输液、服药，未能痊愈，迁延至今。体温仍在 38.5℃ 左右，恶寒无汗，头昏沉，胸脘满闷，周身酸楚，倦怠无力，嗳呃不食，大便稀溏。

脉沉滞，舌苔薄腻微黄。

证属：伤寒夹湿。

法宜：散寒解表，化湿畅中。

方宗：五积散。

麻黄 7g	苍术 10g	白芷 8g	赤芍 12g
白芍 12g	当归 12g	川芎 8g	炒枳壳 9g
桔梗 10g	桂枝 10g	川厚朴 9g	陈皮 9g
半夏 10g	茯苓 15g	生姜 6 片	葱白 1 茎

2 剂，水煎服。2 小时服 1 煎，啜粥，温覆取汗。汗未透，隔 2 小时再服，得汗停后服。

8 月 4 日二诊：当夜畅汗，寒热、身痛已解，尚头沉，胸脘满闷，倦怠乏力，纳呆便溏。脉濡滑，舌苔白。此寒已解，湿未净，予藿香正气合平胃散善后。

按：贪凉饮冷，寒邪袭之，湿蕴于中。虽有香薷饮等方，莫若五积散力宏，表里相兼，虽于夏日，不避麻黄。脉沉滞，乃寒邪凝泣之象，有是证用是药，有故无殒。

例 3：刚痉

孙某，男，2.5 岁。1978 年 3 月 5 日初诊。

昨因玩耍汗出感受风寒，于晨即恶寒发热，喷嚏流涕，体温 39.8℃，灼热无汗，头痛烦躁，手足发凉，突然目睛上吊，口噤手紧，抽搐约 3 分钟。今晨来诊，见面色滞，舌苔白，脉弦紧数。

证属：风寒外束，发为刚痉。

法宜：散寒疏风解表。

方宗：荆防败毒散。

羌活 4g	独活 4g	柴胡 4g	前胡 5g
荆芥 3g	防风 5g	桔梗 4g	枳壳 3g
茯苓 6g	葛根 6g	僵蚕 6g	

2 剂，水煎服。3 小时服 1 煎，多饮暖水，温覆取汗，汗出透停后服。

翌日晨再诊，昨夜连服 3 煎，持续周身汗出，至晨热退，抽搐未作。

按：痉证的基本病理改变是筋脉拘急。正如《素问·玉机真脏论》所云："筋脉相引而急，病名曰瘛。"尤在泾云："痉者强也，其病在筋。"吴鞠通于《温病条辨·解儿难》中更明确指出："痉者，筋病也。知痉之为筋病，思过半矣。"真是一语破的。抓住"痉为筋之病"这一本质，就掌握了理解痉证的关键。痉证无论寒热虚实，轻重缓急，各种不同原因所诱发，皆因筋脉拘挛所致。没有筋的拘挛牵引，就不会发生痉病。

筋脉的柔和，需阳气的温煦、阴血的濡润，二者缺一不可。造成阳气不得温、阴血不得濡的原因，不外虚实两大类。实者，或为六淫、痰湿气血阻于经脉，或因惊吓、恚怒、忧思、虫积、食滞等扰乱气机，使阳气不布，阴血不敷，筋脉失养而拘急为痉；虚者，可因正气素虚，或邪气所耗，或汗、吐、下、失血，或因误治伤阴亡阳，使阴阳气血虚弱，无力温煦濡养筋脉，致筋急而痉。

治痉之法，要在祛除致痉之因，此"治病必求其本"之谓。诚如吴鞠通所言："只治致痉之因，而痉自止，不必沾沾但于痉中求之。若执痉以求痉，吾不知痉为何物。"

此案之痉，乃汗出腠理开疏，风寒袭于肌表，致腠理闭郁，邪壅经络，阴阳气血不能畅达，致筋失温煦濡养而痉。治当宣散表邪，祛其壅塞，气血通达，其痉自止。方用荆防败毒散而未用葛根汤者，二者机理相通，唯败毒散较和缓些，少些偏弊，于稚嫩之体更相宜。

例 4：喘痫

董某，女，10 个月。1965 年 4 月 1 日会诊。

患腺病毒肺炎，高热 7 日不退，现体温 39.7℃，咳喘痰鸣，呼吸气憋，烦躁惊怵，腹微胀满，便稀而黏，日五六行。

脉浮数有力，舌红苔白少津，唇干紫暗。

证属：温邪闭肺，肺热下移大肠。

法宜：辛凉宣肺达邪，苦寒清泄里热。

方宗：升降散合葛根芩连汤。

僵蚕 6g	蝉蜕 2g	姜黄 3g	大黄 2g
葛根 4g	黄芩 3g	黄连 3g	连翘 7g
杏仁 2g	桔梗 3g	羚羊角 1g（先煎）	

2剂，不拘次数频服。

4月2日二诊：昨夜身见微汗，今晨体温38.4℃，咳喘稍平。原方加芦根10g，再进2剂，药已服尽。

4月3日三诊：遍身汗出，手足皆见。身热37.3℃，呼吸已不憋气，咳喘大减，尚有痰鸣，已思食，喜睡。脉虽尚数已见缓，舌红苔少。拟养阴清热以善后。

芦根 10g	前胡 4g	冬瓜仁 10g	石斛 6g
炙杷叶 4g	瓜蒌皮 5g	石膏 5g	杏仁 3g
麦冬 4g	竹叶 3g		

3剂，药尽而愈。

按：腺病毒肺炎，属中医咳喘、肺胀范畴，虚实寒热皆有之。此例为温邪闭肺，表气不通，咳喘无汗，肺热下移大肠而作利。方取辛凉宣达肺郁，苦寒清泄里热。俟遍身汗出，则邪热透达，里解表和矣。

腺病毒肺炎，主要症结在于肺闭，多伴有高热、咳喘、痉厥、肺实变，并心衰、胸腔积液、心包积液等。究其病机，乃虚实寒热、表里阴阳皆有，不可概以温病论之。余治此病，辛温散寒者有之，益气扶正者有之，温阳化饮者有之，表里双解者有之，荡涤热结者有之，清解肺胃者有之，方无定方，法无定法，要在辨证，谨守病机。不论何法调理，若是遍身持续微微汗出者，则知表解里和，大功成矣。

例5：麻疹喘痢

司马某，女，1.3岁。1964年4月7日诊。

发热已6日，颈项及耳后疹密而紫暗，身躯疹稀少。咳喘气粗，烦热渴饮，下痢赤白，日十余行。

脉数大，舌红苔黄腻。

证属：热毒夹滞壅结于内，疹出不透。

法宜：清泄热毒，畅达气机，佐以消导。

方宗：增损双解散。

僵蚕 7g	蝉蜕 3g	姜黄 4g	酒大黄 3g
桔梗 3g	防风 3g	薄荷 3g	葛根 6g
黄芩 4.5g	黄连 4.5g	栀子 4g	石膏 8g
紫草 10g	槟榔 4.5g		

1剂，疹即出透，喘、痢、热皆减。

按：《医宗金鉴》云："疹宜发表透为先，最忌寒凉毒内含。"麻疹贵在出齐，疹色红活，使郁伏于内之疹毒尽达于表而解。若过用寒凉，必冰伏气机，表气郁闭，疹不能透达。或疹乍出，受风寒，服药过凉，或用解热镇痛药，或输液液体凉，均可使疹没，疹毒转而内攻，喘闷痉厥，变症丛生。然热毒盛者，又当断然清透，不可因循跚蹰。此例疹甫露即暗紫，热毒内盛明矣。郁热上攻于肺而为喘，夹滞下迫大肠而为痢。热毒壅盛，气机不畅，疹不能透发。予双解散，内清外透，使热分消，加紫草活血散瘀。毒热得透，疹即出齐，喘利顿减。

此案未言正汗出，何以亦列入汗法中？《伤寒论》有太阳证"自衄者愈"，俗称红汗。本案疹得透，亦为疹毒外达，意同红汗，故亦列入汗法之中。

例6：热郁于肺

尚某，女，学生。2006年4月28日初诊。

发热1周，体温39℃，咳嗽，不恶寒，胸骨痛，鼻塞，月经方净，无腹痛胀硬，便可。

脉沉滑数兼弦，舌偏淡暗，苔白。

证属：热郁于肺。

法宜：清透肺热。

方宗：麻杏石甘汤合升降散。

麻黄 7g	石膏 20g	杏仁 9g	炙甘草 6g
僵蚕 12g	蝉蜕 6g	姜黄 9g	大黄 4g

栀子 9g	豆豉 10g	连翘 15g

3 剂，水煎服，日 4 服。

4 月 30 日二诊：药后微汗出，热退，偶咳。脉缓滑，舌可，停药。

按：外感 7 日，邪已化热，郁伏于里。何以诊为郁热？以其脉沉而滑数。沉主气、主里，乃气机郁遏，热邪内郁。热郁于肺，肺失宣而咳，咳重而胸痛。麻杏石甘汤清宣肺热，升降散清透郁热，更合以栀子豉汤加连翘，清透胸膈之郁热。三方相合，热透肺宣而愈。

本方之所以汗出者，非解表发汗所致，乃清透肺热使然。肺得宣降，三焦通调，阳施阴布乃自然汗出，当属广义汗法之中。麻黄虽为解表发汗之品，然麻黄配石膏，则发汗之力已弱，重在宣肺；石膏配麻黄，则清胃之力已减，重在清肺。所以此例之汗出，主要是通过清宣肺热使然，故可列为广义汗法。

例 7：表闭热郁（干燥综合征）

郭某，男，56 岁。2002 年 11 月 4 日初诊。

3 年前因下肢重度湿疹曾输大量激素（药名不详），渐至全身干燥无汗，虽盛暑及发热时亦无一丝汗出，燥热殊甚，心中烦乱、急躁，面赤，阵发心动过速，口、咽、鼻、目皆干，咳嗽，痰黏难咳，身重乏力，下肢冷，吞咽难，便可，曾多处求医未效，所服中药皆为清热养阴之品，计200 余剂。血沉 97mm/h，免疫球蛋白 33g/L，北京协和医院诊为干燥综合征、肺纤维化。予泼尼松 12 片 / 日，定期复查减量。此次因外感高热不退，邀会诊。诊：恶寒无汗，发热 39.3℃ ~ 40.5℃，已 8 日，头身痛，身沉重乏力，烦躁殊甚，清窍皆干，心率 110 次 / 分。

脉紧而躁数，舌绛干无苔，面赤。

证属：寒束热郁，阴分已伤。

法宜：散寒清热，兼以养阴。

方宗：大青龙汤。

麻黄 12g	桂枝 9g	炙甘草 9g	杏仁 10g
石膏 30g	知母 6g	生地黄 18g	生姜 6 片
大枣 6 枚			

3剂，水煎服，4小时服1煎。

11月6日二诊：上药连服3煎，只在胸背部见汗，余处无汗。4年多来首次见汗，欢喜异常。恶寒已解，体温降至38.3℃，心中躁烦明显减轻。清窍干燥如故，心率97次／分。脉弦数，舌绛红而干。因其汗出不彻，继予上方加知母8g，玄参18g。

11月8日三诊：上方连服2剂，胸背汗较多，腹部亦见汗，头及四肢皆无汗。恶寒，身痛除，体温降至37.4℃，心中躁烦减轻，背、胸汗较多，他处仍无，干燥如故。脉滑数而盛，舌绛干。

证属：气血两燔，阴分已伤。

法宜：清气凉血，佐以活血养阴。

方宗：清瘟败毒饮。

生石膏 30g	知母 7g	甘草 7g	赤芍 12g
牡丹皮 12g	青蒿 18g	生地黄 15g	玄参 15g
紫草 30g	连翘 15g	水牛角 30g	羚羊角 4g

2003年10月30日四诊：迭经1年的断续治疗，基本守上方，曾因阳亢加炙鳖甲、生牡蛎；因痰黏难咳，加海浮石、川贝、竹沥水等，共服150余剂。血沉降至24mm/h，免疫球蛋白23g/L，心率在70～80次／分。泼尼松减至10mg/d。汗出较多，躯干可湿衣衫，面部及上肢有汗，耳后头部及下肢无汗，干燥现象明显减轻，仅口鼻尚觉微干。心中躁烦及头面热已除。

2003年11月17日，噩耗传来，患者因高热住院。可能是出于关照，用了许多进口的昂贵抗生素，导致二重感染、心衰，住院5日而亡。

按： 长年无汗，腠理闭塞，适逢外感，恶寒无汗，发热身重且脉紧，属于寒闭肌表，故予大青龙汤开其腠理，散其外寒；脉又躁数，心中躁烦，乃热郁于里，故予石膏、知母清之；舌干绛无苔，长期热郁，阴分已伤。故加生地黄凉血养阴，乃表里双解之剂。

表解之后，脉滑数而盛且舌干绛，故诊为气血两燔、瘀热互结、阴分已伤，转用清瘟败毒饮，清气、凉血、化瘀。因舌干绛，恐方中苦寒之品伤阴，故去之，加青蒿透阴分之热。迭服150余剂，诸症方渐减轻，但下肢及后头部始终无汗。

此病吾所见不多，但都有长期服养阴生津之剂而不效的病史。依我管见，有的属阳虚津液不布；有的属瘀血阻塞，三焦不通；有的属瘀热内蕴，煎烁阴液，非必津液不足，故而养阴生津而不效，当辨清干燥之病机，因证施治方效。

例8：发颐神昏

刘某，男，11岁。1993年5月12日诊。

5日前患腮腺炎，右颊部肿大，高热不退，已住院3日，体温仍40.5℃。昨晚出现惊搐、谵语、神识昏昧。其父母与余相识，异常焦急，恳请往院诊视。碍于情急，姑以探视身份赴院诊治。脉沉数躁急，舌暗红，苔薄黄而干。大便两日未解，睾丸无肿大。

证属：少阳郁热内传心包。

方宗：新加升降散。

僵蚕 9g	蝉蜕 3g	姜黄 5g	大黄 4g
淡豆豉 10g	焦栀子 7g	黄芩 8g	连翘 12g
薄荷 5g	马勃 1.5g	板蓝根 10g	青蒿 12g

2剂，汗透神清热退，颐肿渐消。

按： 此为热郁少阳，少阳郁火循经上行而发颐。少阳枢机不利，郁热不得透达，逼热内陷心营而见谵语、惊搐、神识昏昧。经云"火郁发之"，王冰以汗训发，过于偏狭。发者，使郁火得以透发而解之意。景岳喻为开窗揭被，赵绍琴老师喻为吃热面，须抖搂开热才可散。火郁的治则，赵绍琴老师总括为"祛其壅塞，展布气机"，气机畅达，热自易透达于外而解。

如何"祛其壅塞，展布气机"？视其阻遏气机之邪不同，部位之异，程度之别而祛之。寒邪者当辛温散之，湿邪者当化之，气滞者当疏之，热结者当下之，瘀血者当活血祛瘀。邪去气机畅达，郁火自易透于外而解。

透邪固为其要，然既有火热内郁，亦当清之，故余治郁火，概括为"清透"二字。透者，即祛其壅塞、展布气机，清者即清泄郁伏之火热。郁火之清，不同火热燔灼者，不能过于寒凉，以防冰伏气机，使郁热更加遏伏，必以透为先，佐以清之。

此案是少阳郁火、内逼入心，故以透散少阳郁火为主，热得透达，神自清。王孟英曰："凡视温证，必察胸脘，如拒按者，必先开泄。虽舌绛神昏，但胸下拒按，即不可率投凉润，必参以辛开之品，始有效也。"柳宝诒亦云："凡遇此等重症，第一为热邪寻出路。"邪虽入营，以其郁热未解，不可率用凉开，亦必求其透转，疏瀹气机，透发郁火。

例9：邪伏募原1

曹某，女，22岁，学生。2001年8月17日上午初诊。

高热40℃，持续不退已9日，血象偏低，已排除伤寒病、肺部感染、泌尿系感染、肝胆疾病，未能明确诊断，仍是高热待查。已用多种抗生素，包括进口昂贵抗生素，均未控制发热，诊时见高热，阵汗出，汗后恶寒发热，头身痛，恶心不食，日下利二三次。

脉濡数，苔厚腻微黄。

证属：湿热遏伏募原。

法宜：溃其募原伏邪。

方宗：达原饮。

川厚朴 9g	常山 6g	草果 8g	焦槟榔 10g
青蒿 15g	青皮 10g	黄芩 9g	知母 6g
石菖蒲 9g	藿香 12g		

2剂，水煎服，嘱8小时服1煎。

8月18日上午二诊：服完1剂即遍身汗出，一夜持续未断。今晨药已服完，体温已然正常，舌苔未净，继予六和定中丸加消导之品而愈。

按：达原饮出自吴又可《温疫论》，秦伯未老师增补的汪昂《汤头歌诀正续集》与吴氏之达原饮有出入，余临床所用者为秦伯未老师增辑之达原饮。

邪伏募原，表里阻隔，高热恶寒，汗出，头身痛等，非一般芳香化湿所能胜任。达原饮中常山、草果、厚朴、槟榔等，溃其募原伏邪，石菖蒲、青皮开痰下气，黄芩、知母和阴清热，甘草和之。对于湿热蕴阻高热不退者，达原饮疗效非常显著，常可 1～2 剂即退热。该方较之藿香正气散、三仁汤、六合定中丸等方雄烈。

笔者掌握此方的应用指征有二：一是脉濡数，或濡滑数大，必见濡象。濡即软也，主湿，非浮而柔细之濡。二是苔厚腻而黄，或厚如积粉。见此二征，不论高热多少度，恶寒多重，头身痛多剧，或吐泻腹胀等症，皆以达原饮加减治之，每获卓效。此案住院 8 日，已耗资 6000 元未果，而服两剂达原饮，尚不足 10 元即愈，病家深感中医之卓效，西医大夫亦争相传抄。

达原饮原非汗剂，其功效在于溃其募原秽浊伏邪，使表里之气通达，阳施阴布而作汗，亦当属广义汗法。

例 10：邪伏募原 2

王某，女，67 岁。2002 年 9 月 4 日初诊。

发热寒战，体温在 40.8℃～42℃，已 1 个月。寒战时，虽盖 3 床被仍恶寒。住院后经服药、输液未效。头昏沉，胸脘痞闷，恶心不食，尿频急，腰痛，便日二三次，不稀。血压 140～200/90～100mmHg。尿蛋白（+++）。住院考虑肾病，拒绝肾穿出院。

脉沉数有力，寸旺。舌红苔黄腻。

证属：湿热遏伏募原。

法宜：溃其伏邪，开达募原。

方宗：达原饮。

川厚朴 9g	常山 7g	草果 g	槟榔 10g
青蒿 30g	菖蒲 9g	青皮 9g	知母 7g
黄芩 12g	藿香 12g		

3 剂，水煎服。日 3 服。

9 月 7 日二诊：药后汗出，近虽未热，但脉仍沉伏而数，舌苔仍黄厚。湿热遏伏未解，恐其复热，上方 4 剂，继服。

9 月 11 日三诊：未发热。脉沉数，两寸浮大，大于关尺 3 倍，舌红苔黄厚，面潮红。尿蛋白（++），血压 140/90mmHg。证属湿遏热伏，郁热上冲。上方加大黄 5g，栀子 12g，石膏 30g。

9月26日四诊：上方加减，共服15剂。未再热，已无任何不适。尿蛋白（±），血压140/90mmHg。脉沉滑数。舌可，中尚有黄腻苔。仍予清利湿热。宗甘露消毒丹。

茵陈 18g	白蔻仁 6g	藿香 12g	滑石 15g
川木通 7g	菖蒲 9g	连翘 12g	白茅根 15g
金钱草 15g	益母草 15g	苍术 9g	黄柏 6g
栀子 10g			

上方共服14剂，未再热，停药。

按：湿热相搏，"身热不扬"，此话多解为身热不高，此乃衍文敷义。湿热相搏者，照样可高热，而且可高热稽留，此案即是。身热不扬，当作热象不甚张扬解。如热盛当脉数、烦躁、口渴引饮、面赤、便干、溲赤等；而湿热相搏者，相对脉缓、表情呆滞、渴不喜饮、面垢、便溏、溲浊等，此即身热不扬。因热为阳邪，而湿为阴邪，湿热搏结，互相掣碍，又相互为疟，湿遏热伏，热蒸湿横，难解难分。

此案寒热，乃湿热搏结，阻隔募原。募原外近肌肉，内近胃腑，表里不通，经久不愈。必溃其募原之伏邪，使表里通达，热透乃愈。而溃其伏邪者，非达原饮之燥烈莫属。三仁汤等方，虽亦清化湿热，但力薄难溃募原伏邪。吴鞠通谓达原饮过于燥烈，实未识此方之妙。

服达原饮后，湿热挫，伏热得透，勃然上冲，致阳脉浮大，甚于关尺3倍，呈关格之势。阳虽大，按之有力，非阳上脱，故不足虑。乃湿缚乍松，湿热虽稍挫，仍然遏邪，伏热不得外达而上冲。法当清其上冲之热，折其势，予原方加石膏、栀子清泄，加大黄泄热下行。三诊热退，寸脉平，然湿热未靖，继予甘露清毒丹清利湿热。

例11：邪伏募原3

刘某，男，34岁，本院职工。2006年5月30日初诊。

发热39℃左右，已7天，头昏，身酸痛，恶寒。曾服解表、清热解毒剂及输抗生素等未效。

脉弦濡，舌略红苔白。

证属：邪伏募原。

法宜：开达募原。

方宗：达原饮。

青蒿 18g	川厚朴 9g	常山 7g	草果 7g
槟榔 10g	黄芩 6g	知母 6g	菖蒲 9g
青皮 9g			

2剂，水煎服，4小时服1煎，药后汗出愈。

按： 湿热遏伏募原，表里不通，寒热缠绵不解。予达原饮，效甚迅捷。

吴又可达原饮方为：槟榔二钱，厚朴一钱，草果仁五分，知母一钱，芍药一钱，黄芩一钱，甘草五分。上用水二盅，煎八分，午后温服。

秦伯未《汤头歌诀正续集》之达原饮，为槟榔二钱，厚朴一钱，草果一钱，知母二钱，黄芩一钱五分，青皮一钱五分，甘草一钱，常山二钱，菖蒲一钱。清水煎，发前热服，温覆取微汗。

二方在方名、药味、药量及服法上均略有差异。我初学时先背汤头歌，应用时，亦未查原方，且在药味、药量及服法上，又有增损，然大法不离达原饮之意。这倒不是活学活用，而是一直按汤头歌诀所记用下来了，用之颇效，也就不再纠正了，本例之达原饮就成了我现在习用的达原饮。

吴氏所云之由疠气引起的温疫，是具有传染性、流行性一类的烈性传染病，发病急，病情重，死亡率高。这从积极预防、积极救治的角度来讲，有重要意义。但从治疗来讲，疠气，还得纳入中医的病因体系来辨证论治。疠气属六淫中的什么？总的来说还得属湿热阻闭气机，治疗当重在逐秽化浊，宣畅气机，佐以清热。秽浊除，气机畅，伏郁之热亦易透达。吴鞠通批评吴又可之达原饮过于燥烈，从实践来看，燥烈开破，恰是达原饮屡获卓效之奥妙所在，若用三仁汤等，虽然平稳，但疗效远不及达原饮。吾用达原饮，常加常山、菖蒲、青皮、青蒿，算是歪打正着吧。

例 12：邪伏募原 4

贾某，男，71 岁。2003 年 3 月 5 日初诊。

发热已 14 个月，体温波动在 38.5℃~40℃，十几日发作一次。先寒战，继而发热，发热可持续数小时，热后汗出热渐退，热高时服退热药，每次发作可持续 2~5 日。热时头痛身痛，胸脘满闷，不欲食，恶心未呕，口干饮少，无力，大便可，溲频数。先后住院 6 次，做过很多检查，未能确诊，都是高热待查。面色萎黄，即刻体温 39.2℃。

脉滑大有力。舌淡嫩暗，苔厚腻微黄。

证属：湿热阻遏募原。

法宜：化湿清热，开达募原。

方宗：达原饮。

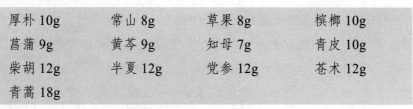

厚朴 10g	常山 8g	草果 8g	槟榔 10g
菖蒲 9g	黄芩 9g	知母 7g	青皮 10g
柴胡 12g	半夏 12g	党参 12g	苍术 12g
青蒿 18g			

3 剂，水煎服，日 3 次。

3 月 8 日二诊：药后未热，小腹有向内抽紧的感觉，但不难受。脉滑濡稍大。舌质如上，苔退大半。虑其久病，正气已虚，不耐寒凉，故上方去黄芩、知母。4 剂，每日 1 剂。

3 月 15 日三诊：昨日又发热 38.2℃，未恶寒，服感冒胶囊 2 粒，汗多不止，热退。不欲食，无力，便干结。脉濡滑。舌淡暗，苔白，厚苔已退。面萎黄。其脉濡、舌淡、面萎黄、服感冒胶囊后汗出不止，乃湿热退，阳气不足之象显露，改益气温阳化湿。

生黄芪 12g	党参 12g	白术 10g	柴胡 8g
升麻 5g	当归 15g	陈皮 9g	半夏 10g
黄芩 8g	炮附子 12g	干姜 6g	

4 剂，水煎服。

3 月 19 日二诊：热退。昨日呕吐 4 次，为黏涎夹食。现头晕、心烦、无力、胸脘满，得嗳则舒，便已下。脉濡滑。舌淡嫩稍暗，苔白润。

证属：饮蓄于胃。

论汗法（第 2 版）

法宜：温阳化饮。

方宗：苓桂术甘汤合附子理中汤。

桂枝 12g	茯苓 15g	白术 12g	干姜 7g
炮附子 12g	红参 12g	半夏 12g	陈皮 8g

4月9日三诊：上方共服 21 剂。断续尚有发热，一般在 38℃ 以下，发热时间较短，约半日自行缓解。精神、体力较前增，胸脘已不闷，仍不欲食，频欲便。素咳多痰，自服药后已瘥。脉弦数而虚。舌淡红，苔少。唇淡，面黄。继予上方加升麻 6g、生黄芪 12g、肉桂 6g。

5月8日四诊：上方共服 28 剂。已半月未热，症除，精力已复，食增。脉缓滑，面已不晦。嘱服人参养荣丸 1 月，善后。

按： 湿热遏伏募原，发热年余未愈，可谓病势缠绵。初诊，脉滑大有力，乃邪盛之脉。脉实证实，故予达原饮开达募原，以祛邪为主，虑其久病正虚，加党参以兼顾正气。二诊，湿热见退，随之虚象显露，小腹抽紧，乃寒之收引所致。本当转而温补，又恐"炉烟虽熄，灰中有火也"，故仍予达原饮去黄芩、知母。三诊改益气温阳化湿。四诊呕吐痰涎，乃素有痰饮，改从温阳化饮。

湿热已去，何以仍断续发热？此正虚，乃阳气易动而热。同为热，初诊脉实，为邪盛而热，故祛邪退热；邪退仍断续发热，因脉已虚，乃正虚发热，故温补之。不可囿于效不更方，当谨守病机。

例 13：邪伏募原 5

刘某，男，49 岁，平山人。2007 年 4 月 16 日初诊。

去年 12 月因高热、咳嗽、盗汗而住院，诊为肺部炎症，曾连续输抗生素、激素。现仍发热，恶寒，体温在 38.5℃ ~ 39.4℃。周身骨痛，鼻骨已塌陷。汗多，每日自服感冒药，汗出后症状可缓解。头晕，胸闷，脘胀，不欲食，寐少，咳嗽重，面晦暗。身虚弱而痛苦，下车后由家人搀扶来诊，坐时亦倚扶于家人。血沉 115mm/h，血小板 34 万，抗链 O（+），类风湿因子（-）。

脉弦濡数。舌尚可，苔黄腻。

证属：湿热阻遏募原。

法宜：开达募原。

方宗：达原饮及宣痹汤。

厚朴 10g	常山 8g	草果 8g	槟榔 10g
黄芩 9g	青皮 9g	菖蒲 9g	知母 6g
秦艽 12g	滑石 15g	苍术 12g	威灵仙 12g
海风藤 18g	炒苍耳子 12g		

5月21日二诊：依上方加减，共服32剂，湿热虽减未化，每日发热在37.5℃~38℃，身痛轻未已，出汗见少，尚咳，无力，食增，便调。已可自行来诊。脉弦濡数，舌苔白腻微黄。上方加炮附子12g、干姜5g、生晒参12g、生黄芪12g。

7月2日三诊：上方加减，共服35剂。体温在37.2℃~37.5℃，热时伴微恶寒；身痛已明显减轻，唯膝尚痛；汗已正常，阵咳，两胁憋胀。脉弦稍数，按之无力，尺弦。舌苔已退，舌质略暗。证转阳气虚，血行泣。以桂枝附子汤加减。

桂枝 12g	炮附子 18g	白术 12g	细辛 6g
红参 12g	桃仁 12g	红花 12g	干姜 6g

7月23日四诊：上方共服21剂，热退、身痛已，尚咳多痰，胁胀，脉弦濡。舌尚可。宗小柴胡汤合薛生白《湿热病篇》第十八条方。

柴胡 12g	黄芩 9g	半夏 12g	党参 i2g
生姜 5 片	炙甘草 6g	葶苈子 15g	炙杷叶 12g
滑石 15g			

7剂，水煎服。

按： 脉弦濡数，苔黄腻，故诊为湿热蕴遏。寒热、身痛、汗出、咳嗽约半年未解，乃湿热搏结，遏伏募原，浸淫经络，壅阻于肺，故以达原饮开达募原，合以宣痹汤，化经络之湿热。迭经月余治疗，湿热未化，乃湿盛则阳微，湿邪蕴久，阳气已伤，湿更不化，故二诊加辛热之干姜、附子。三诊脉已按之无力，阳虚已著，故改用温阳之方，宗桂枝附子汤加减。四诊湿热去，余邪未尽，枢机不利，肺气失宣，致胁胀、咳嗽，改用小柴胡汤和解枢机，宣肺络之滞。

本为湿热蕴阻，何以累经 3 个月治疗方渐瘥？概因一诊清热化湿，未与温阳，故湿久不化，热亦不除。二诊虽湿热仍在，原方加干姜、附子，附子由 12g 加至 18g，湿渐化，热亦透。湿热退，阳虚之象已现，转而予桂枝附子汤，温阳祛寒。可见湿热证重在化湿，辛热药当视情况及早足量应用。再者，长期大量用激素者，治起来总是比较棘手。此例鼻骨之塌陷，中医认为是天柱陷，是一重症，可能与激素导致骨质疏松有关。

例 14：湿伏募原

姚某，男，36 岁。2006 年 5 月 29 日初诊。

于 2005 年 11 月 2 日开始断续发热，体温在 38℃～40℃之间，已半年，输液后热退，隔一二日又热。发热时伴恶寒，或者寒战，齿、头、身痛，无力肢软。大便 3～6 日一解。曾患结核性胸膜炎（胸膜肥厚）。

脉濡缓，苔白。

证属：邪伏募原。

法宜：化湿，开达募原。

方宗：达原饮。

川厚朴 9g	槟榔 10g	常山 7g	草果 7g
苍术 12g	菖蒲 9g	黄芩 9g	青皮 9g
干姜 6g	炮附子 15g	半夏 10g	柴胡 12g

6 剂，水煎服。日 3 服。

6 月 2 日二诊：药后汗出未热，身倦乏力，有痰，尿频，便溏，日 3 次。脉弦濡缓，舌苔白。上方加党参 12g，益智仁 10g，茯苓 15g，6 剂，水煎服，未再诊。

按：脉濡缓，湿浊重，湿浊不化，阻遏募原，表里不通，寒热不解，虽发热已半年不解但脉濡缓苔白，仍属湿伏募原，故予达原饮化浊，开达募原。因湿为阴邪，非温不化，故加干姜、附子温阳化湿。二诊湿化热透，寒热除，乏力、溲频、便溏等气虚之象渐显，故加党参益气，茯苓健脾渗湿，益智仁补脾肾而固涩下元。

募原，内近胃腑，外近肌肉，位于半表半里，是病位概念，属少阳范畴。温病之热郁少阳，或湿热蕴遏少阳，亦是病位概念。邪伏募原及热郁少阳，皆为实证，皆位于表与里之间，属半表半里证。而伤寒小柴胡汤证，属半虚半实、半阴半阳证，位在阴阳之交界，属病机概念，性质与邪伏募原及热郁少阳者不同。

例15：湿伏募原，寒袭于下

齐某，女，25岁，2005年6月20日初诊。

患者于2005年2月12日流产后，足跟痛，口渴甚，一夜须饮一大壶水，白天亦渴。腰以下冷如冰，虽天气已热，仍穿两条秋裤，一条单裤。夜不能寐，顶多一夜朦胧两三个小时。于20日前，出现寒热交作，上半身汗多，恶风，头、目、肩、腰、膝、足跟皆痛，脘腹憋胀，脐上气憋不下，气上攻于胸，干哕不食，便滞，溲频涩。经中西医治疗未效，下车后搀扶来诊。即刻体温41.5℃。

脉弦濡数尺拘滞。舌暗红，苔厚糙。

证属：湿遏募原，寒袭于下。

法宜：开达募原，温散下寒。

方宗：达原饮合麻黄附子细辛汤。

川厚朴 9g	常山 7g	草果 8g	槟榔 10g
菖蒲 10g	知母 6g	黄芩 9g	青皮 9g
麻黄 7g	细辛 6g	炮附子 15g	

2剂，水煎服。3小时服1煎，多饮暖水，温覆取汗。

6月23日二诊：药后已畅汗，寒热除，渴止，腹胀轻，下冷诸痛减，溲黄少，便较干。脉弦濡数，尺已起。舌略红，厚苔退。下寒解，湿渐化，湿热未靖。予甘露消毒饮、升降散、宣痹汤合用。

茵陈 18g	滑石 15g	藿香 12g	川木通 7g
菖蒲 9g	连翘 15g	栀子 9g	僵蚕 12g
蝉蜕 6g	姜黄 9g	大黄 4g	海风藤 18g
防己 9g	晚蚕沙 12g		

4剂，水煎服。

6 月 27 日三诊：食后腹胀，诸病已不著，午后目羞明，手心热。脉濡滑无力，舌可苔薄白。湿热退，气虚现。方宗升阳益胃汤。

党参 10g	生黄芪 10g	陈皮 7g	白术 9g
升麻 5g	柴胡 7g	黄连 8g	半夏 8g
茯苓 12g	泽泻 9g	草薢 9g	海风藤 15g
羌活 6g	白芍 9g	谷精草 10g	白蒺藜 10g

7 剂，水煎服。

按：流产后，湿阻募原，寒袭于下，表里阻隔，致寒热、身痛；湿阻气机，三焦不通，致脘腹胀，气上逆，津不化而渴。何以知之？脉弦濡数且苔厚糙，知湿浊阻遏；尺拘滞而下冷，知寒袭于下。湿伏募原，主以达原饮开达募原；寒袭于下，主以麻黄附子细辛汤温阳散寒。得畅汗，表里通，寒气散，诸症随之而解。

二诊，湿热未靖，改甘露消毒饮清化余邪，合宣痹汤，化经络之浊邪。

三诊，邪退，正气已显不足之象，改从升阳益胃汤，升阳益气除湿。三诊三变，皆以脉为主。

例 16：外感热郁

刘某，女，本校学生。2004 年 4 月 25 日初诊。

发热 3 天，体温 39℃，微恶风，阵微汗，咽痛，咳嗽。

脉沉躁数且弦。舌红苔微黄。

证属：风温感冒，热郁于内。

法宜：透散郁热。

方宗：新加升降散。

僵蚕 12g	蝉蜕 5g	姜黄 9g	大黄 3g
连翘 15g	栀子 9g	豆豉 12g	薄荷 4g
桑叶 10g	菊花 7g		

3 剂，水煎服，6 小时服 1 煎。

4 月 27 日二诊：恶寒解，咳嗽有痰，夹有粉红色泡沫痰，咽痛。脉弦滑数。舌嫩红绛，少苔。方宗竹叶石膏汤。

| 麦冬 12g | 石膏 18g | 太子参 15g | 半夏 9g |
| 生甘草 6g | 山药 12g | 白茅根 15g | |

3 剂，水煎服。

4 月 30 日三诊：咳减，咽痛除，未再见粉红色痰。感疲倦气短。脉弦细减。舌嫩红少苔。

| 党参 12g | 麦冬 12g | 五味子 4g | 炙甘草 9g |
| 生黄芪 12g | 干地黄 15g | 桂枝 9g | |

4 剂，水煎服。

按： 何以诊为风温外感？时值春末，天气已温，风气当令，症见发热微恶风、自汗、咽痛、咳嗽，乃风温袭肺，热郁于内。

风温脉当浮，此案何以脉沉？皆云表证脉浮，浮脉主表，其实不然，临床所见，恰恰是表证脉沉多见，无论风寒或风温。风寒外感，则收引凝泣，气血收敛，脉当沉。正如《四诊抉微》所言："表寒重者，阳气不能外达，脉必先见沉紧。"又云："岂有寒闭腠理，营卫两郁，脉有不见沉者乎。"新感温病初起，邪袭肺卫，脉本当浮，以温为阳邪，阳主动、主升浮，故脉当浮。但征之临床，发现温病初起者，脉亦多不浮，反以沉为多见。何也？因温邪上受，首先犯肺，肺气郁，气机不畅，气血不得外达而脉沉。若热郁而伸时，脉当见浮。由此可知，外感初起，沉脉主表。脉沉而躁数者，乃热郁于内也。

既为热郁于内，按法宜透散郁热，方宗新加升降散，加桑菊饮疏透风热。

二诊，因表证已解，余热未清，尚咳嗽、咽痛、脉滑数。见粉红痰者，乃热伤阳络，故宗竹叶石膏汤清其余热。

三诊脉弦细而减，倦怠气短，因壮火食气、耗津，邪退而津气未复，故见上症。方选生脉饮益其津气，加生黄芪益气升阳，加桂枝、地黄、炙甘草者，取复脉汤之意，因脉已细弱，故加之。

此案虽非大症，然症三变，脉亦三变，故方亦三变，意在谨守病机。恒动观是中医临床重要特点之一，须不断提高辨证水平，方能逐渐把握。

例 17：外感发热

马某，男，5 岁。1995 年 1 月 28 日傍晚初诊。

上午开始发热，傍晚体温至 39.5℃，须臾再测，复升至 39.7℃，手足凉，无汗，头痛，恶心，流涕，舌略红苔白，脉沉而躁数。两代单传，举家惊慌，急欲住院，又届春节，亦颇踌躇。余告勿虞，不必住院，及时服药即可。因其脉虽沉数而躁，但躁急未甚，中有和缓之象，料不致有大变。

证属：风温袭肺。

法宜：宣肺透热。

方宗：新加升降散。

僵蚕 8g	蝉蜕 3g	姜黄 5g	大黄 4g
淡豆豉 10g	焦栀子 6g	连翘 12g	薄荷 5g
竹叶 4g			

2 剂，嘱 4 小时服 1 煎，温覆，避风寒。

翌晨再诊，前半夜服两煎后已通身见汗，身热渐降，肢端转温。后半夜汗出不断，今晨身热已退，脉亦趋静，已思食。因脉未全静，余热未靖，嘱把所剩 1 剂服完。次日已外出玩耍，一如往昔。

按： 判断外感发热的病势、转归，主要有两项指征，一是测汗，一是测脉。测脉法，《内经》《伤寒论》论述甚多，以脉贵和缓，"脉若静者为不传"。测汗法为叶天士所创，首载于《吴医汇讲·温证论治》，曰："救阴不在补血，而在养津与测汗。"后该篇收入《温热经纬》中，王孟英据种福堂本改为"救阴不在血，而在津与汗"。将测字删除，不仅湮没了叶氏测汗法这一重要学术思想，而且使原文晦涩难明。

汗有正汗与邪汗之分，据以测病之汗，是指正汗。所谓正汗，标准有四：微微汗出、遍身皆见、持续不断、随汗出而热减脉静，四者相关，缺一不可，此即正汗。所谓邪汗，恰与正汗相对：大汗或无汗、仅头部汗出而非遍身皆见，阵汗而非持续不断、汗出热不衰脉不静，或汗止又作寒热。测汗法，理论肇源于《伤寒论》。太阳中风本自汗出，然于桂枝汤将息法中，五次以汗出作为判断病情转归的唯一指征，曰不汗，后服小促其间；不汗昼夜服之；又不汗乃服到二三剂云云。孜孜以求者，正汗也，只要此正汗出，标志营卫已然调和，纵有发热、头痛等症，必将随之而解，已不足虑。此即以汗测证，亦即测汗法。

测汗法广泛适用于外感热病的各个阶段，邪入气分时，热与糟粕相结，阻于肠腑，气机不通，可灼热无汗或仅手足溅然汗出。通下之后，热结一开，气机畅达，阳可布，津可敷，反可见遍体津津汗出，此即正汗，孰能谓大承气汤为发汗剂？此因里解表和、阳施阴布的结果，诚不汗而汗者也。甚至气分无形热盛之白虎汤证，虽有大汗出，此乃邪热炽盛迫津外泄之邪汗，予辛凉重剂之白虎汤后邪热渐衰而大汗渐敛，转而可见遍体持续微汗，此即正汗。营血证时，热闭更深，热灼阴伤，见灼热无汗，透其营热或凉血散血，滋其阴液，亦可转遍身津津汗出。正如章虚谷所云："测汗者，测之以审津液之存亡，气机之通塞也。"

例 18：痄腮

冯某，男，3 岁。2001 年 3 月 7 日初诊。

患腮腺炎，两颊红肿热痛，头痛，呕吐，高热，体温达 39.7℃，已 6 日。经输液 5 天仍高热未退。

脉沉而躁数，舌红苔黄燥。

证属：少阳郁热，热入阳明。

法宜：清透郁热。

方宗：升降散合普济消毒饮。

僵蚕 7g	蝉蜕 4g	姜黄 5g	大黄 3g
黄芩 6g	板蓝根 8g	连翘 12g	柴胡 5g
升麻 4g	玄参 10g	桔梗 6g	马勃 4g
羚羊角 3g			

2 剂，水煎服，4 小时服 1 煎。

3 月 8 日二诊：一昼夜 2 剂尽，周身汗出，身热已退，颊肿见消，呕止便畅。脉滑数，舌稍红，黄苔已退。上方去大黄，加石膏 12g、知母 3g。继服 3 剂，肿消已愈。

按：热结少阳而成痄腮，流行季节患儿较多，中医治疗此病效果甚佳且快捷，主方为普济消毒饮。大头、发颐，皆郁火上攻所致。法

论汗法（第 2 版）

60

宜清透郁热，郁热透解，诸症随之而消。若热退而颊肿未消或睾丸肿大者，可酌加散结软坚之品。若兼有阳明热结者可稍加通下之品；若兼有高热昏迷抽搐者，可加紫雪散。治当重在透，不可过用寒凉，以免冰伏气机。

例19：郁热、高热

李某，男，18岁。2010年5月5日初诊。

发热1个月，体温在39℃～40℃。发热时恶寒，头痛，无汗，乏力。曾神昏两小时，食少，饮不多，便可。昨身起血红色丘疹，面部为多不痒，按之褪色，无涕泪。麻疹史其家长说不清。在省某院住院1日，做过多项检查，白细胞4.5×10⁹/L，中性粒细胞9.9%，无明确诊断。脉浮弦数。舌嫩红，苔薄白。

证属：郁热。

法宜：清透郁热。

方宗：升降散合白虎汤。

| 僵蚕15g | 蝉蜕9g | 姜黄9g | 大黄4g |
| 生石膏18g | 知母6g | 连翘18g | 薄荷5g |

3剂，水煎服，加辅汗三法，取汗。

5月7日二诊：药后汗透热退疹消，他症亦除。白细胞5.4×109/L，中性粒细胞38%。脉弦数减，舌同上。证转少阳。

法宜：和解少阳。

方宗：小柴胡汤。

| 柴胡9g | 黄芩8g | 半夏9g | 党参12g |
| 青蒿15g | 炙甘草6g | 大枣5枚 | |

3剂，水煎服。

按：高热持续1个月，伴恶寒、无汗、头痛、脉浮弦数，乃热已盛，表未解。僵蚕、蝉蜕气味俱薄，轻浮宣散，透热外达；姜黄行气血，展布气机，使郁热外达之路畅通；大黄清热泻火，通腑逐热，使里热下趋；加连翘散心经热结；加石膏、知母清解热郁；加薄荷开宣玄府，

61

使热外达，共奏清热解表之功。汗透热清，脉弦数而减，证转少阳，予小柴胡和解表里，仍加青蒿以透热，而为善后。

辛凉清透剂用于温病初起者。温病忌汗，辛凉清透剂的作用在于宣解肺气之郁，本不属狭义发汗法，而是通过宣解肺郁，使卫可布、津可敷，自然汗出，属广义汗法，此即温病忌汗又最喜汗解。然本案辛凉清透加辅汗三法，一变而为狭义发汗法，岂不有违温病忌汗之诫乎？非也。因本案虽已热盛，然表气闭郁，以恶寒无汗可知。热盛表闭，热不得透达，加辅汗三法，意在开宣肺郁，使热得透达，此乃汗法之变通。一汗腠理开，热透而解。而温病初起，但热不寒且自汗出，表未闭，而是肺气闭。既然表未闭，知表无邪，不须发汗，故辛凉宣透剂无须加辅汗三法。

例 20：郁热

张某，男，11 岁。2007 年 12 月 24 日初诊。

发热 4 日，体温 38.4℃，已无恶寒，头晕，咽痛，恶心。

脉弦滑数，舌可苔白。

证属：郁热。

法宜：清透郁热。

方宗：新加升降散。

僵蚕 10g	蝉蜕 6g	姜黄 7g	大黄 4g
栀子 7g	豆豉 10g	连翘 12g	苏叶 5g

2 剂，水煎服。3 小时服 1 次，啜热粥，温覆，取汗。汗透停后服。

12 月 27 日二诊：药后汗已透，热退，头晕、恶心除，尚偶有咽痛，脉弦滑。舌可，苔薄白。上方加桔梗 8g。3 剂，水煎服。

按： 时已 12 月底，乃隆冬季节，外感发热，但热不寒，伴头晕、咽痛、恶心，脉弦滑数，当属冬温范畴，热在气分，邪在肺胃。

何以诊为郁热？脉滑数，且但热不寒，乃热邪所犯；因其脉弦，弦主郁，故为郁热。且头晕、咽痛、恶心，予栀子豉汤，宣达胸膈郁热，仲景将其列为涌吐剂；增连翘，散心经热结；增苏叶，宣畅肺气，使郁热得以从上而散。由此可见，升降散方虽小，而理颇深，其透达郁热有外、上、下三个途径，实则赅汗吐下三法，功效卓著，蒲辅周、赵绍琴等大家广为应用，吾受前辈影响，亦推崇备至。

此案用新加升降散，实是祛其壅塞、展布气机、透达郁热之法，应属广义汗法。然又加辅汗三法，岂不画蛇添足？非也，乃助其透达。温病忌汗，又最喜汗解，倘能郁热透达而正汗出，乃医者所期也，何逆之有。

冬温初起，何以不用银翘散？概银翘散为辛凉平剂，虽亦为佳方，但透达郁热之路只是开宣肺气；而新加升降散透达郁热之路却上、外、下三途，较银翘散更胜一筹。所以我临床用升降散为多，概缘于此。而且火郁证，外感内伤、内外儿妇各科皆有，其用远较银翘散为广。咽痛为郁热上犯所致。咽为肺之门户，肺热上犯则咽痛；胃热上犯则恶心。郁热攻于颠而头晕，据此，诊为温邪犯肺，肺胃郁热。

此案本是一般感冒而已，症状远较温病为轻，且无温病的典型传变，故只能称其为风热感冒。虽病情轻，无典型传变，但其性质属冬温初期，故治同温病初起。

温病忌汗，且前述亦屡言温病忌汗，何以又用汗法治之，岂不为逆？

温病的本质属郁热。《内经》云："火郁发之。"王冰以汗训发。此训虽是，但失于偏狭。凡能祛其壅塞、展布气机诸法，皆可令其郁热透达于外而解，汗法乃其一也，并非郁热皆以汗解。本方用升降散，其着眼点不在发汗，而在于透达郁热。升降散乃辛寒之剂，僵蚕、蝉蜕皆轻清宣透，使郁热透达于表而解；姜黄辛苦寒，姜黄行气活血解郁，使郁热外透之路畅达；大黄苦寒降泄，清热泻火，使郁热从下而去，更增栀子豉汤，此本涌吐剂，使郁热从上而出，故新加升降散有上、下、外三条通路，更利郁热之透散。

例 21：少阳病

常某，女，21 岁，学生。2005 年 5 月 13 日初诊。

寒热往来，一日数作，体温在 37.8℃～38.9℃，已 6 日，咳嗽恶心，不欲食，头昏。今月事来潮，腹不痛，量如常。

脉弦数。舌可，苔薄腻。

证属：邪结少阳。

法宜：和解少阳。

方宗：小柴胡汤。

| 柴胡 12g | 黄芩 9g | 半夏 9g | 党参 12g |
| 生姜 6 片 | 炙甘草 6g | 大枣 6 枚 | 青蒿 15g |

3 剂，水煎服，6 小时服 1 煎，日 4 服，温覆取汗。数日后，校内相遇，云药后即愈。

按：脉弦数，乃少阳热结之脉，且寒热往来、头昏、恶心、不欲食等，亦皆少阳见症，诊治不难。

恰月经适来，何以不诊为热入血室？因热入血室者，当具四点特征：一是外感寒热，二是月经适来适断，三是有神志症状，四是有小腹胀痛、硬满。热入血室，是热陷血室与血相搏结，或成血瘀，使经未完而断、涩少；或热迫血行，使经未期而至，或经水过多；伴小腹胀、痛、硬满，或胸胁下满如结胸状等。此案虽逢经水适至，但并无经期不适，亦无神志症状，故不诊为热入血室，仍诊为少阳热结。临床女子外感，当问月经情况，防其热入血室。

例 22：太少合病

张某，女，22 岁，学生。1995 年 6 月 25 日初诊。

前日夜发热，体温达 40℃，热而汗出，汗后又恶寒，往来如疟。头痛，身痛，饮食即吐，胸闷，心悸，气短，口干。今月经乍行，少腹不痛胀，无幻觉谵语，胁不胀痛，小便自利。

脉浮弦数疾而濡。舌微红，苔白中微黄。

证属：太少合病。

法宜：太少双解。

方宗：柴胡桂枝汤。

柴胡 12g	黄芩 9g	党参 10g	半夏 10g
生姜 6 片	炙甘草 6g	大枣 6 枚	桂枝 10g
白芍 10g	青蒿 18g		

2 剂，水煎服。4 小时服 1 煎。

6月27日二诊：药后畅汗，寒热除，头身痛、恶心亦解，尚头昏、胸闷、心悸、短气。脉沉而濡缓。舌淡红，苔薄腻。心电图、心肌酶无异常。

证属：脾虚湿蕴。

法宜：温化湿邪。

方宗：苓桂术甘汤。

| 桂枝 12g | 茯苓 15g | 白术 12g | 炙甘草 8g |
| 泽泻 15g | 半夏 10g | | |

4剂，水煎服。

按：头痛、身痛、寒热乃太阳病；胸闷、呕吐等乃少阳病，故曰太少合病。心悸气短，乃少阳郁火扰心。方予柴胡桂枝汤，太少双解。

药后畅汗者，非发汗法，乃表解里和之正汗，正如《伤寒论》第203条所云："上焦得通，津液得下，胃气因和，身濈然汗出而解。"

二诊乃热退，转为阳虚湿盛，少阳本虚之象显露，予苓桂术甘汤温化之。外感见胸闷、心慌、气短，须防心肌炎，应提高警惕。

例23：热入血室

孟某，女，11岁。2006年8月29日初诊。

发热已5日，体温39.5℃左右，往来寒热，头晕，胸闷，恶心，不欲食，嗜睡。恰月经初潮，小腹痛，血较多，夜则谵语。

脉弦数，舌红，苔灰黄。

证属：热入血室。

法宜：清解少阳，佐以凉血活血。

方宗：小柴胡汤。

柴胡 12g	黄芩 9g	半夏 9g	党参 10g
生姜 5片	炙甘草 6g	大枣 6枚	青蒿 30g
牡丹皮 10g	紫草 18g	水牛角 30g	羚羊角 3g

2剂，水煎服。日4服。

8月30日二诊：药后畅汗，寒热除，尚头昏、胸痞、恶心、不欲食、倦怠，经血已少，腹已不痛。脉弦数已缓，舌红，苔黄腻。

此少阳郁结，三焦不利，湿热内泛。

法宜：疏达枢机，畅利三焦，清热化浊。

方宗：小柴胡汤合甘露消毒饮。

柴胡 9g	黄芩 9g	半夏 9g	茵陈 18g
滑石 15g	藿香 10g	菖蒲 8g	连翘 12g
紫草 15g			

3剂，水煎服。日3服。

9月1日三诊：已无不适，经净。脉弦缓，苔退。停药。

按： 脉弦数，少阳热结。往来寒热、头晕、胸满、恶心、不欲食等，皆少阳郁结之症。恰经适至，且腹痛谵语，故诊为热入血室。热陷血室，迫血妄行而经量多，故予小柴胡汤加牡丹皮、紫草凉血活血；加水牛角、羚羊角清心肝之热且凉血，凉而不遏。

太阳腑证中的桃核承气汤证，与热入血室的小柴胡汤证，皆为热陷血分，与血搏结，二者何异？桃核承气汤证乃热与血结，瘀热皆重，症见小腹急结，其人如狂，以桃核承气汤泄热化瘀；其重者，小腹硬满，其人发狂，以抵当汤破血逐瘀。而热入血室者，乃热乍入血分，可血热搏结而成瘀，亦可血热搏结而迫血妄行。纵使成瘀，亦血结未甚，不重在活血化瘀。仲景以小柴胡汤治之者，实有逆流挽舟之意，提取下陷之热邪，从少阳达表而解。若血结已甚，亦应加活血化瘀之品。正如叶天士《外感温热篇》所云："如经水适来适断，邪将陷血室……仲景之小柴胡汤，提出所陷热邪，参枣扶胃气，以冲脉隶属阳明也，此与虚者为合治。若热邪陷入，与血相结者，当从陶氏小柴胡汤去参枣，加生地、桃仁、楂肉、丹皮或犀角等。"

二诊何以改清热化湿？因少阳郁结，三焦气化不利，水液停蓄，易生湿浊，与热相合，而为湿热。小柴胡汤合甘露消毒饮者，一解足少阳热郁，一清利三焦湿热，相辅而成，皆治在少阳。

例24：阳虚营卫不和

朱某，女，20岁，学生。2002年11月17日初诊。

自暑假即断续发热恶风寒，自汗，体温在37.8℃左右，头痛，身倦，不欲食。面色不华。

脉弦细按之减。舌略淡，苔白。

证属：阳虚，风客于外，营卫不和。

法宜：温阳调和营卫。

方宗：桂枝附子汤。

桂枝 9g	白芍 9g	炙甘草 6g	生姜 4 片
大枣 6 枚	炮附子 10g	党参 12g	

2 剂，水煎服，3 小时服 1 煎。啜粥，温覆，取微汗。

11 月 19 日二诊：药后未汗，已不恶风，体温 37℃，自汗，口苦。经行 1 日，腹无急结。脉弦细按之减。舌尚可，苔薄白。

证属：少阳微结。

法宜：和解少阳。

方宗：小柴胡汤。

柴胡 9g	黄芩 7g	党参 12g	生黄芪 12g
半夏 9g	炙甘草 6g	生姜 4 片	大枣 6 枚

3 剂，水煎服。药后告愈。

按：脉细按之减，乃少阴之脉；发热、恶风、自汗，乃营卫不和，太阳表虚。麻黄附子细辛汤亦治太少两感，乃少阴阳虚合太阳表实者。此亦太少两感，乃少阴阳虚，太阳表虚者，故用桂枝加附子汤。药后恶风除，表已解，然口苦，脉弦细减，乃邪留少阳，故予小柴胡汤和解表里。

例 25：太少两感

付某，女，31 岁。2002 年 7 月 24 日初诊。

发热已 20 余天，曾输液、消炎、抗病毒、服清热解毒之方，未效。伴恶寒，无汗，头身痛，乏力，纳呆。舌可，面晦。即刻体温 38.2℃。

脉沉细弦涩，左脉无力。

证属：阳虚感寒。

法宜：温阳散寒。

方宗：麻黄附子细辛汤。

麻黄 6g	炮附子 15g	细辛 5g

2 剂，水煎服。日 3 服，得汗停后服。

7 月 27 日二诊：服药 1 剂得汗，恶寒解，头身痛除。昨日午后体温 37.1℃，身有微热感，他无不适。脉舌如上，阳仍未复，予益气温阳。

生黄芪 12g	党参 12g	白术 9g	茯苓 12g
炙甘草 7g	当归 12g	柴胡 8g	升麻 5g
炮姜 5g	炮附子 12g		

4 剂，水煎服。

药后热退，已无不适，脉尚弱，嘱服补中益气丸半月，以善其后。

按：阳虚之体，虽于暑天，因贪凉饮冷，亦可感寒。脉弦细涩无力，乃阴脉；寒热无汗，头身痛，仍寒邪闭郁，故予麻黄附子细辛汤温阳散寒，太少同治。二诊尚有微热者，非外感余热未尽，因脉仍弱，故此微热乃阳虚易动而热，仍予温补。

例 26：正虚中风

李某，男，20 岁，学生。2005 年 11 月 28 日初诊。

两月前，曾胃不适，咽痛，头昏，脉弦减，诊为肝虚而予乌梅丸方服之而愈。前日外感发热，体温 37.7℃，恶寒，肢冷，咽干，流涕。

脉弦无力。舌尚可，苔薄白。

证属：阳气不足，风寒袭表。

法宜：益气温阳，调和营卫。

方宗：新加桂枝汤。

桂枝 10g	白芍 12g	炙甘草 6g	党参 12g
生姜 6 片	大枣 6 枚	干姜 6g	

患者元旦假后告曰，药后已愈。

按：此虚人外感，加党参、干姜，温振中阳。桂枝汤，辛甘化阳，酸甘化阴，本为阴阳轻补之方，主治太阳中风，实亦虚人外感。阴阳微虚但无外感者，桂枝汤照样可用。

例27：阳虚感寒

付某，女，21岁，学生。2003年12月29日初诊。

素体虚弱，外感后，恶寒无汗，发热，体温37.9℃，周身痛，腰痛，足冷，胃中嘈杂胀满。

脉沉无力，寸独大，按之虚。舌淡灰。

证属：阳虚外感。

法宜：温阳散寒。

方宗：再造散。

生黄芪 12g	党参 12g	炙甘草 6g	桂枝 9g
炮附子 15g	干姜 6g	羌活 6g	荆芥 5g
麻黄 3g	川芎 7g	白芍 12g	细辛 4g
大枣 6 枚	肉桂 5g		

2剂，水煎服。日3服。

12月30日二诊：药后热已退。尚恶风，身酸楚，腰痛，足冷。服药后咽痛。脉舌同上，继予引火归原。

生黄芪 12g	党参 12g	白术 9g	炙甘草 6g
炮附子 12g	肉桂 5g	干姜 5g	半夏 10g
山茱萸 15g			

2剂，水煎服。

2006年5月22日三诊：相隔两年多。外感4天，因才工作，不敢请假，自己吃了点成药，拖延至今。现已但热不寒，且有微汗，尚头晕恶心，咽痛，身痛，懈怠无力，膝下冷。体温37.6℃。脉沉弦细拘滞。舌淡胖，苔白润。

证属：阳虚寒凝。

法宜：温阳散寒。

方宗：桂枝加附子汤。

桂枝 10g	白芍 10g	炙甘草 7g	生姜 5 片
大枣 6 枚	炮附子 12g	党参 12g	

2剂，水煎服。日3服。

数日后患者来告已愈。嘱：早服人参归脾丸，晚服金匮肾气丸，坚持服 1~2 个月。

按：发热、恶寒、无汗、身痛、腰痛，当属太阳表实，予麻黄汤。然脉沉无力，寸独大按之虚，知为阳虚阴盛，虚阳升浮，又兼感外寒，故予再造散益气温阳散寒。

脉沉无力乃阳气虚；寸脉虚大，乃阴寒内盛，虚阳浮越于上，法当温暖下元，引火归原，故方中加肉桂，与附子、干姜相伍，以使浮游之火下归宅窟。白芍之酸收，升散之中有收，防其阳越。

二诊服再造散后，热虽退，然增咽痛。此咽痛，非为热盛，乃虚阳所致。引火归原，虽可温暖下元，使浮游之火下归宅窟，但毕竟所用之药性皆辛热，温下之时，亦可格拒，反使阳浮，故而咽痛。仲景白通汤加人尿、猪胆汁反佐之，以防格拒。余遵仲景法，加山茱萸合白芍，酸收以敛浮阳，防其格拒。

阳旺阴弱之脉，可见于五种情况：

①阳浮大而虚，尺无力者，此为下焦阴寒，虚阳浮越于上，当引火归原，法如白通汤加人尿猪胆汁。

②阳浮大而虚，尺细数者，此为阴虚不能制阳，阳浮于上，法宜滋阴潜阳，仿三甲复脉汤主之。

③阳脉数实，尺细数者，此心火旺而肾水亏，法当泻南补北，方宗黄连阿胶汤。

④阳脉洪大，尺细数者，此上焦气分热盛，下焦肾水不足，法宜滋下清上焦气分之热，方宗玉女煎。

⑤阳脉盛而尺弱无力者，此上热下寒，法当清上温下，方宗附子泻心汤法。

脉若难以遽断，当进而查舌，阳虚者，舌当淡胖；阴虚者，舌当红绛；再结合神色、症，不难分辨。

例 28：少阴表证

徐某，男，22 岁，学生。2004 年 10 月 5 日初诊。

昨夜恶寒发热，体温 39.4℃。头痛，身痛，呕吐，手足凉。夜间已发汗，恶风寒已解，仍发热，即刻体温 38.7℃。

脉左沉细无力，右沉弦拘紧。舌可，苔白。

证属：少阴感寒。

法宜：温阳散寒。

方宗：麻黄附子细辛汤。

| 麻黄 6g | 炮附子 12g | 细辛 5g | 吴茱萸 6g |
| 生姜 6 片 | 炙甘草 7g | | |

2 剂，水煎服。6 小时服 1 煎。药后得微汗，病除。

按：脉沉细无力，乃少阴脉；且左肝右肺，左脉沉细无力，肝阳亦虚，故此证实为少阴厥阴两虚。右沉弦拘紧者，乃寒束之象。右脉主气、主肺，寒袭肌表，肺气不宣，故右脉拘紧。头痛、身痛、恶寒、手足凉，乃寒袭肌表，故此证诊为少阴表寒。方以麻黄附子细辛汤温阳散寒；加吴茱萸、生姜以温肝散寒。

麻黄附子细辛汤，立方宗旨是温阳散寒，余常用于三种情况：

一是阳虚，寒束肌表者，此方温阳散寒。

二是阳虚，寒邪直中少阴，而不在表，见阴冷阴缩，小腹寒痛，四肢厥冷，头痛等。附子温阳；细辛启肾阳，散沉寒，且引麻黄直达于肾，散直入于肾经之寒达于肌表而解。

三是纯为阳虚阴寒凝泣者，麻黄附子细辛汤仍然可用，此时用麻黄，已非散客寒，而是发越阳气解寒凝，伍细辛之启肾阳，相辅为用，鼓舞阳气之升发布散。所以，纯阳虚者，此方亦可用，此时麻黄、细辛量宜小。

例 29：气虚外感

史某，男，3 岁，本院家属。2006 年 4 月 10 日初诊。

因玩耍汗出受凉，昨夜发热 38.5℃，无汗，萎靡，不食。素体弱，易感冒，消瘦，食欲差，大便或干或溏。面色晦。

脉数虚。舌淡红，苔白。

证属：气虚外感。

法宜：扶正祛邪。

方宗：人参败毒散。

党参 9g	茯苓 10g	炙甘草 5g	桔梗 6g
前胡 6g	柴胡 5g	羌活 5g	川芎 4g
荆芥 4g	生黄芪 10g	生姜 3 片	

2 剂，水煎服。嘱：两小时服 1 煎，啜粥温覆，取微汗。汗出后止服。

4 月 12 日二诊：共服 2 煎，得汗，热已退。为增强体质，防止屡屡发热，改面药长服。

方宗：参苓白术散。

党参 30g	茯苓 30g	白术 30g	山药 40g
莲子 40g	炙甘草 20g	砂仁 10g	大枣 10 枚
陈皮 20g	半夏 20g	生黄芪 30g	桂枝 20g
白芍 20g	仙茅 20g	淫羊藿 20g	当归 30g
升麻 15g	柴胡 15g	防风 12g	鸡内金 30g
乌梅 15g	焦三仙各 30g		

共为细面，加糖调服，每服 1 匙，日 2 次。

上方共服 2 料，未再感冒，饮食转佳，较前长高长胖，面色已显红润。

按：虚人外感，既有正虚，又感外邪，虚实相兼。正虚包括阴阳气血之虚，其病位可包括脏、腑、经络、肌表之虚，程度有轻重之别。外邪，当包括六淫诸邪，其侵袭部位包括肌表、经脉、脏腑等，其程度亦有轻重之异，病程有新久之殊；其中又有兼内生之邪者，因而虚人感冒甚为繁杂。中医的病分外感内伤两大类，西医本科毕业，大约两年就能熟练地治外感病；而中医本科毕业，起码二十年才能熟练地治外感病。可是中医能驾驭外感的治疗，那么对内伤杂病、一些急危重症及疑难杂症，也都可大致掌握。因中医不论外感内伤，都是靠辨证论治体系的指导。掌握了辨证论治体系，外感内伤皆可治疗。我所说的二十年，是指比较成熟的中医大夫，欲成名医，大概还须二三十年的磨砺，其中还须精研经典，博学名家，勤于实践，敏于思悟，方能有所建树，绝非有个博士头衔就可妄称名医。

此案，脉数而虚，且平素羸弱多病，面色不华，脾虚气弱，又汗出受凉而发热，故诊为气虚外感。脉虚数，此数不以热看，《濒湖脉学》：数脉"实宜凉泻虚温补"，此言甚为紧要，数而有力者为实，宜用寒凉清热泻火；数而无力者为虚，当予温热补益之品，温阳扶正。同为数脉，或寒凉，或温热，判若冰炭，其区别全在有力无力。此案虽数但虚，故诊为气虚。外感初起发热，本当恶风寒，幼儿难以准确描述，故未言恶风寒否。但发热无汗脉数，病方一日，当属邪犯肌表，故予人参败毒散，扶正祛邪，且用辅汗三法，取微似汗，邪散乃愈。

因患儿体弱多病易感冒，故配细散长服，以参苓白术散建中，加二仙汤补其先天，加桂枝、白芍益其营卫，加黄芪益气固表，加风药升发清阳，使补而灵动。脾胃健，饮食增，正气渐强，身体渐壮。

例30：寒湿凝痹

岳某，男，35岁。2007年8月20日初诊。

发热两日，体温39℃，恶寒无汗，头身痛，项紧，心慌，腰痛半年。核磁共振成像检查：腰椎膨出。血压130/95mmHg，心率120次/分。

脉沉数而拘减。舌可，苔白腻。

证属：寒湿凝痹。

法宜：温阳散寒化湿。

方宗：桂甘姜枣麻辛附汤。

麻黄7g	桂枝10g	干姜6g	炮附子15g
细辛6g	苍术12g	炙甘草7g	生姜8片

2剂，水煎服。加辅汗三法，取汗。

8月24日二诊：服药2煎，已得畅汗。汗后热退，恶寒、头身痛项强除，未觉心慌。腰仍痛，咽干痛。血压125/85mmHg，心率76次/分。身起白，已3年，屡发，划痕试验阳性，服抗过敏药两年。脉缓尚略拘，苔白厚微黄。

证属：寒解湿未化。

法宜：温阳化湿。

上方加薏苡仁30g、泽泻15g、僵蚕15g、蝉蜕8g、紫草30g。

按：8月份，暑湿盛，然发热、恶寒、无汗、头身痛、项强、脉沉而拘，俨然一派寒邪袭表之象，虽于长夏，亦断然辛温发汗，不为时令所拘，而以临床辨证为准。

辛温发汗，已与时令不合，何以更加附子、干姜、细辛？缘于脉虽拘，然按之减。减乃阳气不足之象，故加干姜、附子、细辛，一改而为温阳扶正、散寒解表，取麻黄附子细辛汤意。

加干姜、附子、细辛，还有一层意思。此案虽为寒邪袭表，类于太少两感，然又兼湿，以苔腻可知。方中虽加苍术，仅燥湿亦不足以御湿。湿为阴邪，得温而化。《碥石集》二集中载一医案，一学生高热不退，苔腻脉濡数，前医屡用三仁汤等化湿之品而热不退。国医大师张灿岬于原方中加附子12g，仅1剂热退。其道理就在于湿为阴邪，得温则化。此案加干姜、附子、细辛，乃受张先生启发。

心率120次/分，其脉亦数。数为热，何以不加清热之品，反加温热之品？数固主热，然数亦主寒，其分别在于沉取有力无力。数而有力者为实、为热，当清；数而无力者乃虚寒，且越虚越数，越数越虚，当温补。《濒湖脉学》言数脉"实宜凉泻虚温补"。同为数脉，一用凉泻，一用温补，相差冰炭水火，何以迥异？其区别就在于沉取有力无力。此案数而减，当知阳虚，故加干姜、附子以温补。

汗后热退寒除，实践证明，药证相符。然汗后寒除湿未净，盖因湿性黏滞，故加薏苡仁、泽泻，兼耆白，加僵蚕、蝉蜕以疏风。

二、冠心病

冠心病可导致心绞痛、心梗、心衰、休克、心律失常，以及室壁瘤、猝死等。急性心衰、休克、猝死等，在门诊很难遇到，多见的是冠心病心绞痛、陈旧心梗、心律失常、慢性心衰、心脏神经症等，这类患者常见的症状有心前区疼痛、胸闷憋气、心悸等，笔者就是根据这些症状，结合脉、舌、神、色，进行辨证论治，其中尤以脉诊为重。

冠心病之病因病机依中医辨证分析，原因甚多，寒热虚实皆有；以病位来分，有的病位在心，有的是因五脏相干而引发。适宜汗法治之者，一是寒痹心脉者，当辛温散寒发汗；一是阳虚寒痹者，当温阳散寒。若兼阴阳气血虚者，须扶正散寒；若兼他邪者，则当兼顾。

冠心病因于寒者，并不鲜见，这在经典中早已记载。《素问·举痛论》曰："寒气客于脉外则脉寒，脉寒则缩蜷，缩蜷则脉绌急，绌急则外引小络，故卒然而痛。"又云："寒气客于背俞之脉则脉泣，脉泣则血虚，血虚则痛，其俞注于心，故相引而痛。"这些论述，指明寒客而引起心痛。有寒，就当散寒，不论日期久暂，不论病位深浅，所客何处，只要脉痉而寒痛者，皆当辛温散寒，汗之驱邪外出。

《金匮要略·胸痹心痛短气病脉证并治》篇曰："阳微阴弦，即胸痹而痛。"此阴乘阳位，阴寒凝泣而胸痹疼痛，法当温阳散寒，解寒凝。《金匮要略》水气病之桂甘姜枣麻辛附汤等，亦为温阳散寒剂。由此可见，辛温散寒发汗，或扶正散寒，乃中医治疗冠心病的一大法门。

例1：寒痹心阳

牛某，女，21岁，本校学生。2004年3月26日初诊。

初中二年级时，曾晕倒一次，意识短暂丧失，无抽搐。现就读本校大二，昨又欲晕倒。平素心慌、鼻塞、咳痰。心率常120次／分，心电图：窦性心动过速。唇暗，面色白泛青。

脉沉紧而数。舌可苔白。

证属：寒痹心阳。

法宜：散寒通阳。

方宗：五积散加减。

麻黄 6g	桂枝 9g	当归 12g	川芎 8g
白芍 10g	白芷 7g	茯苓 12g	半夏 10g
苍术 9g	枳壳 8g	桔梗 9g	陈皮 9g
生姜 6片	葱白 1茎		

3剂，水煎服，3小时服1煎，服后啜粥温覆令汗。汗透停后服。

3月29日二诊：药后已汗，心慌减，鼻已通，咳痰已少。心率80次／分。脉沉弦细紧数，按之减。舌可苔白。面赤，唇暗已退。寒痹虽减未已，正虚之象已露，宗桂枝汤加减。

| 桂枝 12g | 炙甘草 8g | 白芍 15g | 生姜 5 片 |
| 大枣 7 枚 | 生黄芪 15g | 红花 10g | 茯苓 15g |

7剂，水煎服。

按：脉沉紧，乃寒束，气血不达而脉沉。沉而数，乃阳郁之象；主要症状为心慌、心率快，病位在心，故诊为寒痹心阳。

寒痹内扰而心慌。心阳被郁，不得通达，则"出入废，神机化灭"，致为晕厥。心阳郁，肺失温煦而为寒，致鼻塞咳痰。寒痹血运不畅而唇暗，面泛青色。证依脉定，如《伤寒论》《金匮要略》各篇，均为"辨某某病脉证并治"，首言辨病，每病皆有相同之临床表现及演化规律。一病又分若干证，如何辨证？主要依脉而断。故仲景各篇皆云"脉证并治"，治从证出，证依脉断。

寒痹何处？寒客肌表，当有恶寒发热、身痛无汗之表证；寒客经脉，经脉不通而肢痛，亦可客于经腧，内传于脉而为脉痹；脉痹不已，内舍于心，而为心痹。此案外无表证，亦无肢痛之寒痹，突出症状为心慌，故诊为寒痹于心。

伤寒有寒邪直中三阴证，故寒邪可直中、或内传于少阴心。阳虚而寒中少阴者，法当麻黄附子细辛汤。此案脉沉紧而数，按之不虚，当属寒实，故径予麻桂葱姜通阳散寒，未加附子温阳，当归、川芎理血脉，二陈等化内蕴之寒湿痰饮。啜粥、温覆、连续服药，意在散寒取汗，务使阳气通达，正汗出。方取五积散，法同小青龙汤、半夏麻黄丸。

药理研究，麻黄有提高心率、升压之作用，本案心率常达120次/分，本不应用麻黄。然按中医辨证来看，沉紧为寒痹，数为心阳被郁，关键为寒痹，寒不解，心阳不通，脉数必不解，故麻黄、桂枝断然用之。寒解，心阳畅通，心率反可下降，此案即是明证。所以，以西医药理来指导用中药，未必可取。中医是因证而立法，西医药理无法复制中医的证，也就无法针对中医的证而立法、处方。设以西医理论指导用中药，岂不又蹈废医存药之覆辙。

二诊脉虽仍弦细紧数，然按之减，已非寒实证，转为阳虚阴盛寒凝，且脉细为阴血亦虚，故法当温阳以解阴盛之寒凝，增白芍以兼顾其阴。方取桂枝汤加黄芪，阴阳双调以善后。

例2：寒痹胸阳1

李某，男，26岁。2006年10月22日初诊。

1月前冒雨感冒，感冒愈后，觉胸闷憋气，心慌，精力不济。查心肌酶（－）。心电图：ST段V_2、V_3抬高，大于2mV；Ⅲ、aVF下降，大于1mV。诊为心肌炎。

脉沉紧，舌略暗红，少苔。

证属：寒痹胸阳。

法宜：辛温散寒。

方宗：麻黄汤加减。

麻黄9g	桂枝12g	杏仁10g	炙甘草8g

2剂，水煎服。

嘱：3小时服1煎，温覆令汗。

10月24日二诊：药后得汗，胸闷憋气已除，心慌亦减，仅中午人多而心慌一阵，他时未再慌，精力亦好转。脉阳弦无力，尺弦，舌稍暗少苔。方取苓桂术甘汤加附子。

桂枝12g	炙甘草9g	白术10g	茯苓15g
炮附子15g			

10月29日三诊：服第1剂时，心慌重，持续约2小时，继服所剩3剂，仅偶有心慌，他症已除。脉仍阳弦无力，尺弦。舌略暗红。上方加生晒参12g、生黄芪12g、丹参15g。上方加减，共服21剂，症除，脉弦缓，心电图恢复正常。

按：脉沉紧，显系寒邪凝泣之脉。吾以脉解症，以脉解舌。症见胸闷、憋气、心慌、精力不济，皆寒邪痹郁使然。胸阳被遏，气机不畅而胸闷、憋气；邪扰于心，心君不宁而心慌。舌虽略暗红，因脉为阴脉，故此舌不以热看，乃寒凝血脉行泣使然。

寒从何来？概因冒雨感寒，表寒虽去，而伏郁于里之寒邪未已，仍呈寒凝之象，故发汗祛邪。

汗法皆云邪在表者，汗之祛其在表之邪，鲜有云寒在里者当汗。余曰，寒在经、在脉、在筋、在骨、在腑、在脏者，亦可汗而解之，驱邪外出。本案外无表证，知寒不在表，诸症皆是在里之象，故亦汗而解之。汗后，脉之紧象及胸闷憋气、心慌诸症随之而缓。实践证明，对本例寒凝于里者，汗之仍然有效。

汗后，阳脉弦而无力，阴脉弦而有力，乃寒去，阳虚之象显露。此脉意义同于胸痹之阳微阴弦。阳微者，上焦阳虚；阴弦者，下焦阴寒盛。阳虚而阴寒上干，痹阻阳位，故胸痹而痛。

既为胸痹，何以不用瓜蒌薤白剂？而用苓桂术甘汤加附子？瓜蒌薤白剂，乃痰阻阳郁者，非阳虚证，故用瓜蒌宽胸涤痰，以薤白、白酒，宣通阳痹，此方之治，乃偏于实证者，不可虚实不辨，凡见胸痹之象即率而用之。此案乃阳虚，阴寒乘于阳位，当宗人参汤法。方中桂枝、甘草辛甘化阳，以振心阳，更加附子温少阴心、肾之阳，此即"离照当空，阴霾自散"。下焦厥寒上乘，必夹水饮浊邪上泛，故方中茯苓、白术培土以制水。《金匮要略》治胸痹之人参汤，乃脾阳虚，故培中制水；本案阴弦乃肾寒，故取附子以暖肾祛寒，二者略有差异，然皆为虚寒者设。

服第1剂时，心慌加重，持续两个小时，何也？非药不对证，设若药证不符，当愈服愈重，反倒继服症减，说明药证尚符。初服心慌加重，当为格拒之象，热药乍入，寒热相激，致一时心慌加重，当施以反佐，或不致格拒。继服阳复寒除，故诸症得缓。

例3：寒痹胸阳2

高某，男，65岁，石家庄市人。2009年12月14日初诊。

患者诉活动后气短，胸部不适半年，天冷时明显，善太息，夜间平卧时自觉咽痒、咳嗽，侧卧时缓解，时有腹胀腹痛，他可。胃镜示"浅表性胃炎"。B超示"中度脂肪肝，肝囊肿"。乙肝五项示乙肝表面抗原阳性。甘油三酯3.1mmol/L。心电图示：Ⅱ、Ⅲ、avF导联qR型，Ⅰ、avL导联T波低平。

舌暗红，有瘀斑。脉沉弦拘。

辨为寒痹胸阳，给予小青龙汤加辅汗三法。

麻黄 9g	桂枝 12g	细辛 7g	半夏 12g
五味子 7g	白芍 12g	干姜 7g	生姜 10g
炙甘草 7g			

3剂，3小时服1煎，啜粥、温覆发汗，汗透停后服。

12月18日二诊：患者服药后汗透，咳嗽、胸部不适症状减轻近半，仍有活动后气短，善太息，腹胀缓解，食后腹痛如前，偶有持物时手颤史两年，大便不爽，3次方可排净，成形软便，小便正常。脉沉弦数较有力，舌暗红有瘀斑，少苔。

证属：痰瘀互结化热生风。

法宜：清热活血，涤痰息风。

方宗：黄连温胆汤加减。

黄连 12g	半夏 12g	瓜蒌 20g	竹茹 10g
枳实 9g	茯苓 15g	胆南星 10g	陈皮 7g
桃仁 12g	红花 12g	川牛膝 10g	僵蚕 10g
蜈蚣 10 条	当归 15g	郁金 12g	延胡索 10g
菖蒲 10g	赤芍 15g	甘草 6g	薤白 12g

7剂，水煎服。

12月25日三诊：患者胸闷、气短症状明显减轻，已能平卧，未再出现腹胀、腹痛，进食睡眠均可，偶轻微头晕，晨起大便3次，成形软便，小便正常。脉沉弦滑数略劲。舌暗红，有瘀斑。因便次多上方去怀牛膝、当归，加天麻15g、钩藤15g，7剂，水煎服。

按： 本案症状可分为三组，一为胸闷、气短、善太息，且心电图有T波改变，当属心经病变；二是腹痛、腹胀、大便不爽，且有浅表性胃炎，当属胃肠病变；三是咳嗽、咽痒、胸部不适，当属肺经症状。这些症状，可由众多原因而引发，如何判断其病机？脉沉弦拘，此脉乃寒收引凝泣所致，则上述症状，皆以寒痹来解。寒客于肺，则胸闷、咳嗽、咽痒；寒痹心脉则胸不适、短气太息；寒客胃肠则腹胀痛且排便不爽。小青龙汤散寒温阳化饮，更施以辅汗三法，令其发汗散寒，三经统治。汗透胸闷减半，且腹胀缓解。可见汗法于此案颇为对证。汗后余症，再观其脉证，随证治之。

此案并无表证，因脉沉而弦拘，且见心、肺、胃肠之见症，知寒伏于里，可汗否？曰当汗。凡邪侵于人体者，总要祛邪。当然，祛邪之法，八法皆可为之。然沉寒痼冷伏于里者，当辛温散寒发汗，使邪从汗解，非必囿于寒邪在表方可用之。究竟里证用汗法对否？实践是检验真理的唯一标准，服后汗透，胸闷、咳嗽顿减，证明有效，可见寒伏于里者亦可汗。

诸症虽非一汗皆瘥，则汗后余症，当观其脉证，随证治之。汗后脉转沉滑数略劲，乃寒去热起，滑数乃痰热，沉乃气滞，劲乃欲化风，因其舌暗红且有瘀斑，故诊为痰热瘀互结，气机郁滞，肝风内旋，予黄连温胆汤加活血息风之品。

例4：寒痹胸阳3

武某，女，14 岁。2010 年 3 月 23 日初诊。

胸闷、短气、喜太息半月，鼻塞、流涕。查心电图正常。

脉沉弦拘，舌可。

证属：寒痹胸阳。

法宜：宣阳散寒。

方宗：小青龙汤加减。

| 麻黄 7g | 桂枝 9g | 细辛 6g | 干姜 6g |
| 白芍 9g | 半夏 9g | 五味子 5g | 生姜 6 片 |

2 剂，水煎服。加辅汗三法，取汗。

3 月 26 日二诊：药后已汗，短气、胸闷皆减，鼻塞流涕除，他可。脉弦减，舌可。

证属：少阳枢机不利。

方宗：小柴胡汤加减。

| 柴胡 10g | 黄芩 8g | 党参 12g | 半夏 9g |
| 炙甘草 7g | 生姜 5 片 | 大枣 6 枚 | 生黄芪 12g |

4 剂，水煎服。

3 月 30 日三诊：症已不著，脉力稍差。

上方加升麻 5g，7 剂，水煎服。

按：仲景云："短气不足以息者，实也。"此证虚实皆有。诊其脉沉弦拘，知本案属寒痹郁于肺，予小青龙汤，散寒发汗，宣肺蠲饮。

汗后的转归，须审慎把握。虽汗而邪未除者有之，汗后热盛者有之，汗后伤正者有之，汗后传变者有之，种种变证，必须谨守病机，方不致误。本案汗后脉弦而减，乃少阳之脉，拘象已除，知寒邪已解，证转少阳枢机不利，胸闷气短未已，亦以少阳解之，方改小柴胡汤主之。诸症渐瘥。

例 5：寒湿痹阻，热郁于内

靳某，女，59 岁。2005 年 1 月 10 日初诊。

于 5 日前，突心慌、大汗出，急诊入省二院，诊为窦性心动过速。现胸憋闷，心慌，右胁胀，寐则憋醒。服卡托普利、美托洛尔、尼群地平等药。

脉沉而紧数，舌苔厚腻。

证属：寒湿痹阻，热郁于内。

方宗：五积散合栀子豉汤双解之。

麻黄 6g	川芎 8g	川厚朴 9g	栀子 9g
苍术 12g	桔梗 9g	茯苓 12g	豆豉 12g
赤芍 12g	桂枝 9g	陈皮 9g	僵蚕 12g
当归 12g	生姜 6 片	半夏 10g	蝉蜕 6g
姜黄 9g	葱白 1 茎		

2 剂，2 小时服 1 煎，啜粥温覆令汗，汗出停后服。

1 月 14 日二诊：药后头及胸部汗多，下肢无汗，胸已不闷，胁胀已轻，项筋紧。脉尚紧，乃汗出不彻，仍予上方加葛根 15g，3 剂，服如前法。

1 月 17 日三诊：药后畅汗。胸未闷，心未慌，胁尚胀，感口干苦、无力、气短。脉弦细濡数，舌偏暗红，苔白厚而干，脉之紧象除，寒已解。脉弦细濡数，苔厚而干，乃气机不畅，湿热郁伏。

予：甘露消毒饮清透湿热。

茵陈 18g	连翘 12g	栀子 9g	桂枝 9g
滑石 12g	黄芩 9g	豆豉 12g	丹参 18g
菖蒲 8g	柴胡 7g	枳实 9g	泽兰 15g

3 月 21 日四诊：上方共服 30 剂，胸闷、气短、心慌诸症尚偶现，耳

鸣、腿沉，脉转滑数，舌稍红，苔薄腻。气机渐畅，脉由细濡而转滑数，证转痰热蕴阻，方改黄连温胆汤。

黄连 10g	天竺黄 12g	竹茹 7g	菖蒲 9g
半夏 10g	枳实 8g	栀子 12g	夏枯草 18g
瓜蒌 18g			

上方共服 28 剂，诸症渐除，心律正常。

按：此例虽心速，但其脉沉而紧数苔腻，为寒凝湿热内蕴。虽无表证，然脉沉紧，寒在里，亦可汗法解之。一诊虽汗未透，再诊继汗。汗透紧除，知寒凝已解。脉转弦细濡数，细濡乃湿阻，数为热，弦乃气机不畅，且苔厚而干，故诊为湿热郁伏，气机不畅，予清热化湿之剂。苔厚而干者，因湿热阻遏，津液不能上承而干，非湿未化而津已伤，未予养阴生津，仍予清热化湿法治之。三诊脉转滑数，因湿祛热得透达，故脉起。数为热，滑为痰，故改清热化痰之剂治之。

痰湿本同源，但湿属阴邪，其性弥漫，易阻气机，当苦燥、芳香、淡渗、风药辛散升阳之品以治之。痰无处不到，内则脏腑，外则经络皮肤；痰且多变，有寒痰、热痰、湿痰、燥痰、风痰、顽痰、食痰等，致病广泛，有"百病皆生于痰""无痰不作祟""怪病多痰"之说，所以祛痰法应用亦广。

例6：阳虚寒饮，痹阻清阳

姜某，女，72岁。2002年9月10日初诊。

咳嗽月余，咽痒则咳，夜剧，痰不多。胸闷、心悸、咽塞、寐差，便可。西医诊为冠心病心绞痛，陈旧心梗，房颤。

脉沉微涩，参伍不调，舌淡绛，苔少许，斑驳。

证属：阳虚，寒饮痹阻胸阳。

法宜：温阳化饮。

方宗：小青龙汤加减。

麻黄 5g	细辛 5g	白芍 10g	干姜 5g
桂枝 10g	半夏 10g	炙甘草 7g	五味子 5g
炮附子 12g	紫菀 12g		

7剂，水煎服。

10月11日二诊：上方共服14剂，后7剂加葶苈子12g、射干9g、桃仁12g，红花12g。咳减半，已不觉胸闷、心悸。尚有咽痒、咳，夜重，寐差。脉沉小紧数，舌嫩绛苔少。

证属：寒饮未尽，蕴而化热。

法宜：温化寒饮，佐以清热。

方宗：上方加石膏15g、知母5g，4剂水煎服。

10月15日三诊：服药后，汗出多，咳随之而减，已去十之八九，胸亦豁然，尚微咳，寐差。脉弦缓，心律已整。舌嫩红少苔。

方宗：《千金》苇茎汤加减善后。

葛根18g	薏苡仁15g	杏仁10g	冬瓜仁18g
前胡10g	紫菀12g	桃仁10g	浙贝母12g
款冬花12g	半夏9g	夜交藤18g	

7剂，水煎服。

按：此案得汗后，咳顿减，胸豁然，脉亦由沉小紧数而转缓，当为阳气来复，奋与邪争，汗而邪解，正气已复之征。

初诊脉沉微而涩，参伍不调，乃少阴之脉，正气虚衰，予温阳化饮，方宗小青龙汤。本为阳衰，并无寒实表证，此时用麻黄、桂枝，不虑其耗散虚阳乎？盖麻黄、桂枝固可解表散寒发汗，然麻黄亦能发越阳气，桂枝通阳，令阳气振奋通达。且阳虚阴凝者，伍以干姜、附子回阳，此时用麻黄、桂枝，能鼓舞、振奋阳气，解寒凝，而不致耗其虚阳。

二诊时，脉转沉小紧数，沉小紧者，知阴凝未已，然脉已数，知为阳见复，热已萌，故于前方加石膏15g、知母5g。阳复奋与邪战，久伏之邪汗而解之，咳嗽、胸闷、心悸、房颤诸症豁然，此邪退正复之佳象。

何以能汗？经云："阳加于阴谓之汗。"必阳气敷布，蒸腾阴液，方能作汗。阳根于肾，由三焦而布于腠理毫毛，通行于周身，外达毫毛孔窍，乃能蒸腾气化，故汗而解之。阳气者，若天与日，何处无阳通达，阴寒必闭塞其处。咳而胸闷，心悸，乃阳馁而上焦阳不达也，故胸阳痹，诸症生。离照当空，阴霾自散，诸症乃瘥。由此可见，正是由于麻黄、桂枝能鼓舞、通达阳气，乃能解表、散寒、解寒凝，其宣肺、止咳、平喘、利尿诸功用，亦因其鼓舞阳气使然。故麻黄、桂枝内外之阴寒凝结皆可用，非必有表始用。

例7：寒痹心脉1

胡某，男，50岁，连云港人。2004年4月19日初诊。

10个月前突感胸痛、胸闷、短气、怵惕、惊悸、无力、畏寒、下肢凉。ECG：T波广泛低平、$V_5 \sim V_6$ 倒置。血压：170/105mmHg。脉沉而拘紧，按之有力，舌尚可。

诊为寒痹心脉，主以小青龙汤，嘱停西药。处方：

麻黄 4g	桂枝 9g	细辛 4g	干姜 4g
半夏 9g	白芍 10g	五味子 4g	茯苓 15g
炮附子 12g	红参 12g	炙甘草 6g	

该方加减，共服药110剂，至8月9日来诊，症状消失。ECG正常，血压130/80mmHg。

10月4日又来诊一次，一直无任何不适，劳作如常人。ECG正常，血压稳定于120/80mmHg。

按：为何诊为寒痹心脉？因脉沉而拘紧。沉主气，邪实者，阻遏气机，气血不能畅达以充盈鼓荡血脉，脉可沉，然必沉而有力。阳虚者，无力鼓荡血脉，脉亦可沉，然必沉而无力。该人脉沉而有力，当属实证，且沉而拘紧，乃寒主收引凝泣，致拘紧，故断为寒痹心脉。若脉沉实如弹石，毫无和缓之象者，却非实脉，乃肾之真脏脉，为无胃气也，乃大虚之脉，此亦至虚有盛候。

何以知有内饮？因有短气，惊悸，此乃阴盛水液停蓄而为饮，或素有饮邪，外寒引动内饮。

何以断为病位在心？此依据脏腑、经络辨证。因胸痛闷且怵惕惊恐，乃神志之症，心主神、主血脉，故断为病位在心。

小青龙汤主"伤寒表不解，心下有水气"。若寒邪束表，麻黄、桂枝自可解散表邪，但须"覆取微似汗，不须啜粥，余如桂枝法将息"。

桂枝汤将息法，是温覆、啜热粥，以助药力。其最佳药效标准是"遍身漐漐，微似有汗者益佳，不可令如水流漓，病必不除"。太阳中风本有自汗，服桂枝汤复求其汗，二汗有何不同？太阳中风之汗乃邪汗，是因风伤卫，营弱卫强，腠理不固而自汗。而桂枝汤所求者乃正汗，正汗标准有四：微微汗出、遍身皆见、持续不断、随汗出而身凉脉缓。邪汗恰与此相对。

正汗的出现，必须阳敷阴布，此即"阳加于阴谓之汗"。据此汗，则可推知已然阴阳调和，臻于和平，此即测汗法。

欲以小青龙汤解其表寒，化其内饮，亦必见此正汗，此即仲景所云"覆取微似汗"之意。

服法，亦宜遵桂枝汤法，"若不汗，更服依前法；又不汗，后服小促其间，半日许令三服尽。若病重者，一日一夜服，周时观之。服一剂尽，病证犹在者，更作服。若汗不出，乃服至二三剂"。若按惯常服法，一日一剂，早晚分服，则难达此正汗。

此案何以不加辅汗三法以发汗散寒？因路远，不便随时把握病情变化，故未着意求汗，而且麻黄用量亦少。不发汗，寒邪能祛吗？此类病证，以发汗散寒效果为佳，常可取突兀之疗效。条件不允许，则转而求其次，逐渐温散，看来亦可使寒邪渐散，但不如汗法快捷有效，实不得已而为之。

例8：寒痹心脉2

盖某，男，47岁。2008年4月13日初诊。

阵胸痛、窒塞、憋气，状如心梗发作，甚为恐惧。或三五日一发，或十天半月一发，已两年余。不发作时，活动正常，喜游泳。查心肺无异常。

脉沉弦拘紧，舌淡暗。

证属：阳虚寒痹。

法宜：温阳散寒。

方宗：桂甘姜枣麻辛附汤。

| 麻黄 9g | 桂枝 12g | 细辛 7g | 炮附子 15g |
| 炙甘草 9g | 干姜 7g | 生姜 10g | |

2剂，水煎服。加辅汗三法，取汗。

10月21日二诊：上方服2次，全身汗透，胸觉豁然，数月来，未再发作。近天渐冷，又觉胸闷、短气不舒。脉弦减，舌略淡。

证属：胸阳不振。

法宜：温振心阳。

方宗：桂枝去芍药加附子汤加减。

| 桂枝 12g | 炙甘草 9g | 大枣 6枚 | 红参 12g |
| 炮附子 15g | | | |

7剂，水煎服。

按：患者为北京郊区卫生部门负责人，曾反复检查无异常，定为心脏神经症，屡治未效，经人介绍来诊。因脉痉，舌淡暗，诊为阳虚寒痹。因喜游泳，凉水激后即不舒。予温阳散寒发汗，汗透寒祛紧除。脉弦减，心阳未复，予桂枝去芍药加附子汤，温振心阳。经介绍人告知至今正常上班，未再发作。

例9：胸痹1

仝某，女，22岁。2008年4月14日初诊。

胸闷痛半月，无咳喘。心电图、胸透正常。

脉沉弦拘紧，舌可。

证属：寒邪闭郁。

法宜：发汗散寒。

方宗：麻黄汤加减。

| 麻黄 7g | 桂枝 9g | 杏仁 9g | 炙甘草 7g |
| 生姜 6片 | | | |

2剂，水煎服。加辅汗三法，取汗。

4月16日二诊：药后汗透，胸已不闷痛，咽尚窒，脉弦拘。上方加桔梗10g。2剂，水煎服，不加辅汗三法。

按：寒袭上焦，胸阳滞塞而胸闷痛，发汗散寒则气机畅，胸之闷痛自除。咽尚窒者，乃寒痹二阳而咽喉不利，故仍用原方散寒，加桔梗利咽。因不加辅汗三法，故未汗，寒散而愈。

例 10：胸痹 2

张某，女，39 岁。2009 年 6 月 19 日初诊。

胸脘痞塞，肩背痛，周身怕冷，劳则心慌，食难化，已 15 年，至冬尤重。

脉沉弦拘。舌略红暗，苔少。

证属：寒痹胸阳。

法宜：温阳散寒。

方宗：五积散。

麻黄 6g	桂枝 12g	炙甘草 9g	细辛 6g
干姜 7g	炮附子 12g	炙川乌 12g	当归 15g
川芎 8g	葛根 15g	生姜 10g	葱白 1 茎

3 剂，水煎服。加辅汗三法，取汗。

6 月 22 日二诊：上方连服 3 煎，汗已透。现已无不适。脉沉滑，尚显不足。舌红少苔。上方去生姜、葱白。加炙百合 15g、干地黄 15g。

4 剂，水煎服。日 1 剂，无须辅汗三法。

按：沉寒痼冷，痹郁阳气，则胸脘痞塞，肩背沉痛，周身怕冷；胃阳郁则食不化；以脉沉弦拘，知为寒痹。舌较红暗者，以寒凝血瘀所致，非热也。

二诊汗透，脉转滑且症消，知阳气见复，然按之尚显不足，知为阳乍复未盛，故仍予温散。然舌红少苔，恐阴分已伤，故加干地黄、炙百合以益阴，且监麻黄、桂枝、干姜、附子之刚燥，温阳而不伤阴。

两次诊治，方药大同小异，加用辅汗三法，则为辛温发汗剂；不用辅汗三法，则为温阳散寒剂，不再发汗。可见，辅汗三法，有改变方剂功效及调节汗量的作用，不可小觑。

例11：寒饮干格，心下筑动

栗某，男，55岁。2009年12月21日初诊。

主诉：心下哆嗦1周，1日数发，其他可。心电图正常。

脉沉弦拘，舌可。

证属：寒饮干格。

法宜：散寒蠲饮。

方宗：五积散加减。

麻黄 9g	苍术 12g	赤芍 12g	当归 12g
川芎 8g	陈皮 9g	桂枝 10g	川厚朴 9g
半夏 10g	白芷 9g	炒枳壳 8g	炙甘草 8g
桔梗 9g	羌活 8g	防风 8g	生蒲黄 12g
生姜 10 片	葱白 1 茎		

3剂，水煎服。加辅汗三法，取汗。

12月25日二诊：药后已汗，身觉轻松，心下哆嗦已少。脉转弦滑略劲，舌可苔白。

证属：痰蕴肝风内旋。

法宜：蠲痰息风。

方宗：瓜蒌薤白半夏汤加息风解痉之品。

瓜蒌 18g	薤白 10g	半夏 10g	桂枝 10g
赤芍 12g	地龙 15g	全蝎 10g	生蒲黄 12g
蜈蚣 10 条			

7剂，水煎服。药后患者电话告之已愈。

按： 心下哆嗦，症似心下筑动之感。脉沉弦拘，乃阴寒之脉；弦亦主饮，故此心下哆嗦，乃寒饮与心火相激而筑动，法当散寒蠲饮，方当宗小青龙汤。之所以取五积散者，因其除散寒蠲饮作用之外，更可治寒、食、痰、气、血五般之积，兼顾之而更全，故而取之。汗后寒散饮蠲，心下哆嗦立减。

二诊脉转弦滑略劲，滑主痰，弦劲乃肝风萌动，故改化痰息风，予瓜蒌薤白半夏汤，合地龙、全蝎、蜈蚣等息风解痉。

三、高血压病

高血压病属多发病、常见病，分为原发性与继发性两类，可引发心、脑、肾等多种并发症，对人体健康危害极大。西药对此病的控制，快速而有效，但多是治标，且须终生服药，致耐药性及副反应难免。中医治疗此病有着明显优势，或治本，或标本兼顾，效果良好，且不须终生服药，部分病例停降压药后，血压长期稳定，症状消失，应属治愈，惜至今无治愈标准。

从中医辨证论治角度来看，寒凝是造成高血压病的重要因素之一。《素问·举痛论》曰："寒气客于脉外则脉寒，脉寒则缩蜷，缩蜷则脉绌急，绌急则外引小络，故卒然而痛。"又曰："寒气客于背俞之脉则脉泣，脉泣则血虚，血虚则痛，其俞注于心，故相引而痛。"若阴寒凝闭，则血脉缩蜷，使血压升高。此与西医的小血管痉挛、外周阻力增高而使血压升高的机理有相通之处。散寒发汗，合以止痉散等息风解痉之品，可解脉痉，亦即舒张血管，使血压下降。

推而广之，散寒发汗、息风解痉之法，不仅适宜高血压病，亦适宜冠心病、肾病、中风、眼病等，凡脉痉且兼寒痛者，皆可酌而用之，治疗范围甚广，大有拓展的空间。

例1：寒痉

张某，女，57岁，河南人。2009年10月20日初诊。

患者症见头痛，胃部不适，双下肢沉重，略浮肿。既往有高血压病及冠心病病史。即刻血压190/120mmHg，目前口服硝苯地平、卡托普利、异山梨酯等。

脉缓滑减，舌淡苔腻。

证属：阳虚寒饮阻遏。

法宜：温化寒饮。

方宗：苓桂术甘汤合真武汤。

| 炮附子15g | 干姜8g | 桂枝12g | 茯苓15g |
| 白术12g | 半夏12g | 泽泻30g | |

7剂，水煎服。

10月27日二诊：药后未效，仍见晕痛，食差，腿沉重肿，胸部憋闷，察其舌淡苔白，诊其脉沉弦细涩拘减。测其血压185/100mmHg。

证属：阳虚寒邪凝滞。

法宜：温阳散寒解痉。

方宗：麻黄附子细辛汤。

麻黄 10g	桂枝 10g	细辛 6g	葛根 15g
炮附子 15g	生姜 15g	蝉蜕 10g	全蝎 10g
蜈蚣 10 条			

3剂，3小时服1煎，取汗。

10月30日三诊：药后汗已出，未透，头懵，胸闷，心里揪，不寐。舌淡苔白，脉沉弦细拘，尺差。血压200/100mmHg。上方加僵蚕15g、地龙15g，服如前法。

11月2日四诊：汗已透，头痛、头懵等症状缓解，自觉心下闷，整夜不寐，他症不著。舌淡苔白，脉沉弦缓减。查血压130/80mmHg，曾口服降压零号，每晚1粒。

| 桂枝 12g | 干姜 7g | 茯苓 15g | 炮附子 15g（先煎） |
| 白术 12g | 半夏 30g | 泽泻 30g | 炙甘草 10g |

4剂，水煎服。后未再诊。

按： 此为高血压病患者，为何用汗法？治疗高血压病的报道甚多，多从肝热、肝阳、痰热、阴虚、阳虚、阴阳两虚等立论，以汗法温阳散寒解痉治之者鲜见。汗法，俗皆谓治表证，表证当汗。其实表证非皆当汗，里证亦非皆禁汗。此案并非新感。亦无恶寒、无汗、脉浮等表证，纯属里证，何以汗之？因寒痹于里，故汗之以祛邪。高血压病可因外周血管痉挛、阻力增高而引发，此与寒凝血脉收引凝泣，出现脉弦紧拘滞的痉脉，机理是相通的。温阳散寒发汗，解除寒邪之凝泣，可由痉脉而转为舒缓，推想可降低外周血管阻力，从而降低血压。

此案何以知寒客于里？据脉而断。脉沉弦拘紧，有阴寒痹郁凝泣之象。寒主收引，寒主凝泣，寒客则气机凝滞，血脉不畅，故脉沉弦拘紧泣滞，此种脉象笔者称之为痉脉。见此脉，可断为寒邪凝痹，若见表证者，为寒闭肌表；若见里证者，为寒凝于里，皆当汗而解之。

此案主以麻黄附子细辛汤加减，温阳散寒，解痉，更辅以辅汗三法令其再汗。虽属辛温宣散之法，且麻黄升压，但服药后血压不仅未升高，反渐降。患者后未再诊。虽无追踪观察，难言远期疗效，但起码临床有效是肯定的。

方中蜈蚣、全蝎二药，息风解痉，此痉非抽搐之痉证，乃指寒凝血脉痉挛之痉，二者病机相通。解痉，则血脉舒缓，血压自可降低。伍以僵蚕、地龙亦有息风解痉之功。此方散寒解痉，吾名之曰寒痉汤，用之常可见突兀之疗效。

例 2：寒邪痹阻，热郁化风

李某，男，44 岁。2007 年 8 月 31 日初诊。

高血压病已 4 年，原为 150/105mmHg。服卡托普利 6 片 / 日。即刻血压 140/90mmHg，血糖 6.3mmol/L。每日饮白酒 1.5 斤。无明显不适。

脉沉弦劲拘滞而数。舌绛，苔少。

证属：寒邪凝痹，热郁化风。

法宜：散寒清热，息风解痉。

方宗：防风通圣散。

麻黄 7g	荆芥 6g	炒枳壳 9g	赤芍 12g
连翘 15g	桔梗 10g	川芎 8g	丹参 18g
石膏 30g	黄芩 9g	大黄 6g	栀子 10g
怀牛膝 15g	全蝎 12g	蜈蚣 15 条	僵蚕 15g
蝉蜕 8g	地龙 15g	生姜 8 片	

3 剂，水煎服。嘱停降压药，加辅汗三法，取汗。

9 月 30 日二诊：服药 2 次，汗已透。现无任何不适。血压 130/90 mmHg。脉寸弱，阴脉弦迟减。舌尚绛。

证属：阳虚，饮邪上干。

法宜：温阳化饮，息风解痉。

炮附子 15g	茯苓 15g	白术 12g	白芍 10g
半夏 12g	生黄芪 15g	升麻 6g	全蝎 10g
蜈蚣 15 条	天麻 15g		

10 剂，水煎服。

按： 脉沉拘滞，乃寒凝之象；弦且劲，乃肝风内旋；沉而数且舌绛，为热郁使然，故诊为寒邪凝痹，热郁化风。法予散寒清热，息风解痉，在停用降压药情况下，血压并未反弹，反略降低。可见，汗法对高血压病并非禁忌。当然，不可能一汗而愈，待寒祛后，再观其脉证，知犯何逆，随证治之。

例 3：阳虚寒痹

田某，男，32 岁。2009 年 12 月 18 日初诊。

头憺半年，午后较重。血压 130/100mmHg，未服西药。

脉沉弦拘减，舌可。

证属：阳虚，寒邪痹郁。

法宜：温阳散寒。

方宗：麻黄附子细辛汤。

| 麻黄 8g | 桂枝 12g | 细辛 6g | 川芎 8g |
| 羌活 7g | 炮附子 12g | 炙甘草 6g | |

3 剂，水煎服。加辅汗三法，取汗。汗透停后服。

12 月 21 日二诊：药后已汗，头较前清亮，血压 130/90mmHg。脉弦缓。舌可。

证属：脾虚肝郁，清阳不升。

方宗：逍遥散。

柴胡 8g	当归 10g	白芍 10g	茯苓 15g
白术 10g	炙甘草 8g	川芎 8g	防风 7g
羌活 7g	生黄芪 10g		

7 剂，水煎服。

按：头懵，虚实寒热皆可引发。其脉沉弦拘减，当为阳虚阴寒凝痹所致；午后重者，乃阳消阴升之时，阴重则症亦重。血压偏高，亦因寒凝脉痉所致。故治疗大法为温阳散寒，主以麻黄附子细辛汤。

麻黄附子细辛汤，本为太少两感者设，然此案并无太阳表证之寒热身痛，乃据脉而用。

二诊汗透寒祛，头清血压降，脉亦转缓。弦缓乃脾虚肝郁之脉，故予逍遥散加川芎、防风、羌活，健脾养血，升发清阳以善后。

此案之血压虽非很高，但低压 100mmHg，已超正常标准，用麻黄、桂枝、细辛、附子，事实证明，并非禁忌，散寒解寒凝，舒其血脉，反可缓解其血压，何禁之有。

例 4：阳虚寒凝

王某，男，35 岁。2008 年 10 月 13 日初诊。

头紧懵，腓酸，寐不安。患高血压 2 年，服降压药控制在 150/100 mmHg。

脉弦拘而迟。舌淡，苔白。

证属：阳虚寒凝。

法宜：温阳散寒解痉。

方宗：麻黄附子细辛汤。

| 麻黄 8g | 炮附子 18g | 细辛 7g | 干姜 8g |
| 半夏 15g | 茯苓 15g | 全蝎 10g | 蜈蚣 12 条 |

3 剂，水煎服。加辅汗三法，取汗。停服西药。

10 月 16 日二诊：药后得汗，降压药已停。头顶尚紧，寐已可，腓不酸。血压 140/115mmHg。脉弦迟无力。舌淡。上方加吴茱萸 7g。

11 月 3 日三诊：上方共服 14 剂，蜈蚣加至 15 条。头略沉，他症除。血压 120/80mmHg，脉弦缓减。上方继服 14 剂。

按：脉弦拘而迟，乃阳虚寒凝之象。温阳散寒，合以蜈蚣、全蝎，搜剔解痉。血脉舒缓，血压自可下降。

例5：寒凝脉痉

王某，女，44岁，河北省沧州市吴桥县人。2006年11月24日初诊。

高血压病已3年，血压高时170/110mmHg。服卡托普利、尼群地平、美托洛尔、艾司唑仑，血压控制在140/90mmHg。平素头胀，心悸，臂酸麻，咽跳，失眠，服安眠药睡眠保持在每日6~7小时、ECG大致正常，TCD提示脑供血不足。

脉沉弦，按之拘紧而急。舌可。

证属：寒凝脉痉。

法宜：温阳散寒解痉。

方宗：麻黄附子细辛汤合息风解痉之品。

麻黄 6g	细辛 6g	桂枝 12g	炮附子 15g
干姜 6g	防风 9g	葛根 15g	生姜 6 片
僵蚕 12g	蝉蜕 9g	全蝎 10g	蜈蚣 15 条

3剂，水煎服，2~3小时服1煎。啜粥温覆取汗。汗透停后服，未汗继服。

11月27日二诊：服药3煎，得汗，未心悸，臂麻减轻，他如前，大便干。脉弦拘，已不急，舌可。血压130/85mmHg。上方加肉苁蓉18g。14剂，水煎服，日服1剂，不再刻意发汗。

12月22日三诊：降压药已减1/3。偶有头晕，其他无不适。脉沉滞，舌可苔白。上方加生黄芪40g。10剂，水煎服。

2007年1月15日四诊：降压药又减1/3。睡眠较差，他无不适。脉沉拘滞，已有小滑数之象。血压130/90mmHg。上方加丹参18g、夜交藤30g。14剂，水煎服，嘱所剩1/3西药全停。已近春节，未再来诊。

按：为何用汗法？治疗高血压病的报道甚多，多从肝热、肝阳、痰热、阴虚、阳虚、阴阳两虚等立论，以汗法治之者鲜见。

汗法，俗皆谓治表证，表证当汗。其实表证非皆当汗，里证亦非皆禁汗。此案并非新感，亦无恶寒、无汗、身痛、脉浮等表证，纯属里证，何以汗之？因寒痹于里，故汗之以祛邪。

《素问·缪刺论》云："夫邪之客于形也，必先舍于皮毛，留而不去，入舍于孙络；留而不去，入舍于络脉；留而不去，入舍于经脉，内连五脏，散于肠胃，阴阳俱感，五脏乃伤，此邪之从皮毛而入，极于五脏之次也。"这清楚说明，外邪可由皮毛、经络次第内传，舍于五脏。若正气虚者，外邪亦可直客胃肠，直入三阴。

此案何以知寒客于里？据脉而断。脉沉弦拘紧，乃阴寒痹郁凝泣之象。寒主收引，寒主凝泣，寒客则气机凝滞，血脉不畅，故脉沉弦拘紧泣滞，此种脉象吾称之为痉脉。见此脉，可断为寒邪凝痹，若见表证者，为寒闭肌表；若见里证者，为寒凝于里，皆当汗而解之。

此案主以麻黄附子细辛汤温阳散寒，更辅以发汗三条件：连续服药、啜热粥、温覆，令其汗出。汗透的标准为持续汗出（可连续出汗三四个小时迄至大半夜）、遍身皆见、微似汗出、随汗出而脉静症解。见此汗则停后服，未现此汗则续服。

高血压病可因外周血管痉挛，外周阻力增高而引发，此与寒凝血脉收引凝泣，出现脉弦紧拘滞的痉脉，机理是相通的。散寒发汗，解除寒邪之凝泣，可由痉脉而转为舒缓，推想可降低外周血管阻力，从而降低血压。这种寒邪，可为新感，亦可为沉寒痼冷；可寒凝肌表，亦可寒痹于里，皆当辛散发越。兼阳虚者，可温阳散寒；兼气虚者，可益气散寒；兼阴血虚者，可补阴血而散寒；兼痰饮者，可涤痰化饮散寒；兼血瘀者，可活血化瘀散寒；若寒凝火郁者，可清透散寒，双解之；若寒凝腑实者，可通下散寒。视其兼夹之不同，而灵活化裁，把汗法用活了，而不囿于解表邪之一隅。

上述理论经得起实践检验吗？依余之临床观察，是经得起实践检验的。本例用麻黄发汗后，血压不仅未升高，反而有所下降。汗后因脉仍沉滞，断为寒凝未解，故仍予原方，温阳散寒解痉，虽未再用辅汗三法令其再汗，但属辛温宣散之法，在渐停降压西药情况下，血压不仅未反弹，反渐降。虽无追踪观察，难言远期疗效，但起码临床显效或有效是肯定的。

方中蜈蚣、全蝎二药为止痉散，治疗痉证。此方用以息风解痉，此痉非抽搐之痉证，乃指寒凝血脉痉挛之痉，二者病机相通。解痉，则血脉舒缓，血压自可降低。伍以僵蚕、蝉蜕、葛根，亦有息风解痉之功。

例 6：寒邪痹郁 1

张某，女，55 岁。2006 年 4 月 17 日初诊。

血压偏高约一年半，波动在 130～160/90～100mmHg，服尼群地平每日 3 片。头晕头懵，自春节后失眠，每日睡眠 1～3 小时，其他尚可。

脉沉而紧滞。舌苔薄腻，面红。

证属：寒凝夹湿，阳郁上熏。

法宜：散寒化湿。

方宗：五积散。

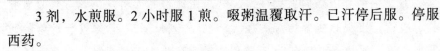

麻黄 7g	桂枝 9g	生苍术 9g	白芷 7g
赤芍 10g	白芍 10g	当归 12g	川芎 7g
炒枳壳 8g	生姜 7 片	茯苓 12g	川厚朴 8g
陈皮 8g	半夏 9g	葱白 1 根	

3 剂，水煎服。2 小时服 1 煎。啜粥温覆取汗。已汗停后服。停服西药。

4 月 21 日二诊：药后已得汗。头懵鸣，头微觉热，仍失眠，便干。脉转滑。舌嫩红苔少。血压 120/70mmHg。

证属：痰热内蕴。

法宜：清热涤痰。

方宗：黄连温胆汤。

黄连 10g	橘红 9g	半夏 10g	胆南星 9g
天竺黄 12g	竹茹 7g	瓜蒌 18g	枳实 8g
菖蒲 8g	夏枯草 15g	夜交藤 10g	生龙骨 30g
生牡蛎 30g			

7 剂，水煎服。

4 月 28 日二诊：睡眠好转，每日可睡 6 小时，尚头鸣，但未觉头热，便已不干。脉滑寸弦。舌尚可。血压 140/90mmHg。

证属：痰热化风，风阳上扰。

法宜：清热涤痰，平肝息风。

上方加僵蚕 12g、地龙 15g、蜈蚣 10 条、全蝎 10g、白芍 18g、怀牛膝 12g。7 剂，水煎服。

按：以脉沉而紧滞断为寒凝，以苔薄腻断为夹湿，以面红而断为阳郁上熏。寒湿痹郁，清阳不升，致头晕头懵；寒湿阻隔，阴阳不交而不寐；寒湿痹阻，阳郁上熏于面而面红。寒湿凝泣收引，血脉拘紧而脉沉紧滞，脉痉致血压升高。方取五积散散寒化湿，施以辅汗三法，令其汗。虽有阳郁上熏于面而面红，但方中并未加清郁火之品，因此阳郁乃湿郁痹所致，且脉无躁数，知阳郁未甚，待寒湿解，阳可通行敷布，阳郁自解。若加清热之品，反碍寒湿之化解。

汗出之后，脉由沉而紧滞转为滑，知寒湿凝痹已解，三焦气行，腠理得开，阳可敷布，在停用降压药的情况下，血压反随之而降。然脉滑、头鸣、头热、不寐、便干，证有化热之势，故改用黄连温胆汤，清热化痰。

三诊，脉滑又见寸弦，乃风阳上扰之象，故予清热化痰基础上，又增息风解痉之品。惜未再诊，虽效，难言愈否。

此案脉三变，证亦三变，故方亦三变，乃谨守病机之谓。然病机的转变，主要依脉而断。

例 7：寒邪痹郁 2

王某，男，53 岁。2006 年 4 月 11 日初诊。

自 2003 年起，出现头晕、胸痛、心慌。口糜反复发作五六年。善嚏，流涕，咽干如一层皮。盗汗二年。血压 160/100mmHg，心电图大致正常，曾服活血通脉胶囊一年余。

脉沉紧而劲。舌淡暗苔白。

证属：寒邪痹郁。

法宜：发汗散寒。

方宗：五积散。

麻黄 7g	桂枝 10g	苍术 9g	白芷 8g
赤芍 12g	当归 12g	川芎 8g	枳壳 8g
桔梗 10g	陈皮 9g	半夏 10g	生姜 6 片
葱白 1 根			

3剂，水煎服。2小时服1煎，啜粥温覆取汗。得汗停后服，停服活血通脉胶囊。

4月14日二诊：药后已得汗，头晕、胸闷皆除，脉沉弦缓滑，尺不足，紧劲之象已除。舌淡嫩齿痕，苔白。血压140/90mmHg。紧除寒解，阳虚饮蓄之象显露，改温阳化饮。

方宗：真武汤合桂枝甘草汤。

| 炮附子 15g | 茯苓 15g | 白术 12g | 泽泻 15g |
| 白芍 12g | 桂枝 12g | 炙甘草 7g | |

5月3日三诊：上方共服14剂。嚏、涕已除，胸闷减未已，仍口糜。血压120/85mmHg。脉转滑数，乃寒饮已渐化热，故改清热化痰，方以小陷胸汤主之。

| 黄连 9g | 半夏 12g | 瓜蒌 18g | 枳实 9g |
| 菖蒲 10g | | | |

5月23日四诊：上方共服14剂，除偶感胸闷外，他症除。脉弦滑，舌嫩红，苔少。血压120/85mmHg。上方加丹参15g，继服10剂，停药。

按：脉沉紧而劲，乃寒痹而脉痉。痉证乃筋拘挛，痉脉乃脉拘挛，其理相通。治痉证，仲景有葛根汤法，汗而解之；痉脉，亦可予葛根汤法，汗而解之。五积散虽治五般积，主要为外寒内湿者设。散外寒，法同葛根汤，加辅汗三法，故服后汗出，寒解紧除，血压亦有缓和。

汗法治高血压，关键在汗后的后续治疗，不可能一汗再汗。此案寒去显阳虚饮蓄之象，转而用真武汤法。温阳化饮后，阳复化热，转滑数之脉，又改清热化痰法。脉凡三变，证亦三变，治法方药亦三变，皆遵谨守病机之旨。

秦伯未老师曾云，一个医生的成熟表现在守得住与辨得活。一个病，虽一时无效，只要病机未变，就要仍坚持原来的法则方药，不要变来变去，转去转远，茫然不知所从。若治已效，病机已变，又当随症而变，不可囿于效不更方，蛮治到底。变与不变，皆依病机为转归。

例 8：寒邪凝滞

张某，女，51 岁，河南人。2004 年 11 月 5 日初诊。

高血压病已十余年，服卡托普利、心脑康胶囊、地奥心血康、异山梨酯、硝苯地平等药。血压 220/120mmHg（昨乘夜车来石家庄就诊）。心电图 ST-T 改变。头痛晕，胸背痛，胸闷憋气，心悸如蹦，颈如绳扎，难受时出汗。他尚可。

脉沉弦紧滞，舌淡苔白。

证属：寒邪凝滞。

法宜：散寒解痉。

方宗：五积散。

麻黄 6g	苍术 12g	赤芍 12g	当归 12g
川芎 8g	桂枝 10g	干姜 5g	茯苓 15g
川厚朴 9g	陈皮 9g	半夏 10g	生姜 10 片
葱白 2 茎	僵蚕 12g	蝉蜕 9g	

2 剂，水煎服。2 小时服 1 煎，啜粥温覆令汗，汗后停后服。西药继续服用。

11 月 8 日二诊：药后汗少未彻，症如前。血压 170/95mmHg。脉尚沉弦紧滞，舌淡苔白。寒邪未解，仍予上方，改麻黄为 8g，2 剂，服如上法。

11 月 12 日三诊：药后已汗，头晕痛、胸闷痛、憋气著减，尚心悸、背痛，夜尿 2～4 次。脉弦劲尺沉，紧滞之象已除。舌仍淡。血压 180/100mmHg。

证属：肾阳虚，肝风张。

法宜：温肾化饮，平肝息风。

炮附子 12g	桂枝 10g	细辛 5g	麻黄 5g
茯苓 15g	白术 10g	泽泻 18g	怀牛膝 18g
紫石英 18g	生龙骨 30g	生牡蛎 30g	代赭石 30g
蜈蚣 15 条	全蝎 10g	僵蚕 15g	生石决明 30g
地龙 15g			

11月22日三诊：上方服10剂，症已不著。脉滑，舌可。血压140/80mmHg，停用他药。因脉滑主痰，故予上方加半夏12g、瓜蒌18g、薤白15g、胆南星18g、枳实10g。去附子、麻黄、细辛、桂枝、紫石英。

12月6日四诊：上方共服14剂，时有烘热，汗欲出，他症已不著。脉滑兼数，舌可。血压140/80mmHg。上方加黄连10g，20剂，患者带药回原籍。

按： 此案先后四变。初因脉沉弦紧涩且舌淡，属寒邪凝滞之痉脉，故予五积散发汗。一诊汗不彻，脉痉未解，二诊继汗。三诊汗透寒解，脉弦而劲，此肝风内旋，故平肝息风；尺沉乃肾阳虚，合以温肾化饮。医者皆知肾阴不足，木失水涵，肝阳化风；而肾阳虚，寒饮上泛者亦可引动肝风。何也？厥气上逆，血脉失去阳之温煦，拘挛而脉弦劲，方用麻黄附子细辛汤温阳散寒；合五苓散通阳气化湿浊，此治本也。脉已弦劲，故加虫药以解痉，加金石介属以潜降，此治标，标本两顾。一二三诊皆云寒，然又有不同。一二诊脉沉弦紧滞有力，乃寒实凝痹，故发汗散寒；三诊是尺沉肾阳不足，此寒为阳虚而寒，属虚寒，因客寒去而本虚显，故二者不同。

四诊转脉滑，知寒去风平而痰蕴，故改化痰息风。痰从何来？因原为寒盛、阳虚，津液不化而聚痰，故寒去复又痰显。

五诊脉滑兼数，且感烘热汗出，乃痰蕴欲化热，故加黄连以清热，防其热起。

初因血压太高，未敢停用西药。四诊时症已缓，故停西药，停后血压尚可，故带药回家继服，以固疗效。

例9：寒痹经脉

王某，男，23岁，学生。2005年7月18日初诊。

高血压病5年，因高考学习紧张所致。每日服复方降压胶囊2粒，血压维持在正常水平。近因准备考研，学习紧张，血压140/90mmHg。头懵，周身关节僵痛，左胸时痛，心电图正常。其他可。

脉弦而紧滞有力，舌可苔白。

证属：寒束，经脉不畅。

法宜：散寒通经。

方宗：五积散。

麻黄 6g	桂枝 10g	苍术 10g	炒枳壳 8g
赤芍 12g	白芍 12g	当归 12g	川芎 8g
桔梗 9g	生姜 5 片	茯苓 15g	川厚朴 9g
陈皮 9g	半夏 9g	葛根 15g	葱白 1 茎

2 剂，水煎服。2 小时服 1 煎，啜粥温覆取汗，得汗停后服。停服降压药。

7 月 21 日二诊：药后得畅汗，关节已不僵响，数日连续测血压，波动在 120～130/70～80mmHg。脉弦紧滞且数，舌可苔白。因脉尚弦紧滞，乃寒痹未尽除，脉尚未舒缓，且脉数，已然有热，故仍予上方。改麻黄为 4g。加僵蚕 12g、蝉蜕 8g、钩藤 15g、黄芩 9g。

8 月 29 日三诊：上方加减，共服 28 剂。右胸偶闷。右颈有一硬结，按之痛，已 3 个月。脉弦缓，舌可。血压 120/80mmHg。因脉已缓，知寒凝痹结已解。右颈硬结，乃痰气郁结于少阳经。

治宜：涤痰，疏肝，息风。

方宗：半夏白术天麻汤。

半夏 10g	天麻 15g	茯苓 15g	白术 10g
钩藤 15g	僵蚕 12g	姜黄 10g	白芥子 9g
炙甘草 7g			

10 月 31 日四诊：上方加减，共服 42 剂，血压基本稳定于 120/80mmHg 左右，右颈之硬结已小，他症不著，停药。

按：因脉弦而紧滞有力，所以断为寒痹；因主要症状是周身关节僵痛且作响，故诊为寒痹经脉。初诊因用辅汗三法，故得畅汗。二诊因寒邪未尽，仍用原方，但未用辅汗三法，故虽连服 28 剂，亦未出汗。可见，服辛散之方药，能否出汗关键在辅汗三法，否则纵使用麻桂剂，亦未必出汗。

何以已得畅汗而寒未尽解？概寒邪新客且正气强者，可一汗而解；而沉寒痼冷凝痹者，虽汗亦未必尽解。但已汗又不宜屡汗，盘踞之寒，当渐渐、持续温散，如抽丝剥茧，寒凝方能渐开，非一役可毕其功。尤其寒邪与痰饮或瘀血搏结者，更须持续温散，不可操之过急。

此案之脉弦紧滞，显为寒邪凝泣之脉，初诊畅汗，寒稍解未已；二诊续与温散，但未用辅汗三法，终得经月方寒痹渐解，脉始由紧滞转缓。脉已缓，知寒已去矣。

此例本亦应用蜈蚣、全蝎等息风解痉之品，然蜈蚣等较贵，虑一介书生，恐难承担，故未用。未用非不该用。

例10：寒饮凝泣

金某，男，49岁。2004年11月5日初诊。

血压高已4个月，头痛畏寒，左侧项筋蹦痛，时有胸闷。血压170/100mmHg，未服降压药。

脉弦滞稍劲。舌略暗红，苔白。

证属：寒饮凝泣。

法宜：温阳化饮。

方宗：小青龙汤。

麻黄 6g	桂枝 9g	干姜 6g	细辛 5g
白芍 10g	五味子 5g	半夏 9g	炙甘草 6g
生姜 6 片	葱白 1 茎		

4剂，水煎服。嘱其3小时服1煎，啜粥温覆取汗。

11月9日二诊：脉已不滞，尚弦，舌同上。药后已汗，然不多，尿增多，周身觉舒，已不畏寒，项筋亦未蹦痛。原足冷湿，药后亦除。血压降至120/80mmHg。以脉尚欠舒缓，知寒饮未尽，续予上方7剂。

11月16日三诊：症已不著。脉转弦滑数，舌尚略暗红，血压135/90mmHg。因脉转弦滑数，知阳已复，而转为痰热化风，故改清热化痰，平肝息风。

生龙骨 30g	生牡蛎 30g	怀牛膝 15g	生石决明 30g
僵蚕 15g	蝉蜕 7g	姜黄 10g	胆南星 10g
天竺黄 12g	枳实 9g	菖蒲 9g	天麻 15g
钩藤 15g	地龙 15g		

12月28日四诊：上方共服35剂，已无不适，脉弦滑，舌可。血压120/80mmHg。上方再予10剂，以固疗效。

按： 脉弦滞且畏寒、头痛，乃寒凝之象，颈脉动且痛，水饮上逆，故诊为寒饮。寒饮凝泣，血运不畅，因而舌质略暗红。予小青龙汤温阳散寒化饮。

小青龙汤主"伤寒表不解，心下有水气"，仲景虽未云取汗，但既然伤寒表不解，亦当发汗，故吾于方中加生姜、葱白，增其通阳发散之力，益加啜粥、温覆、连服之助汗三法，故药后得汗，周身觉畅。

小青龙汤本治外寒内饮者，若寒不在表而在里且与饮结者，小青龙汤亦可用之，温散在里之寒饮，若用辅汗三法则汗，不用辅汗法则未必汗。后来所用的十余剂小青龙汤，因未用辅汗三法即未汗。

三诊改清热化痰、平肝息风法，与一二诊有很大转折，何也？因连用小青龙汤35剂，寒已解，脉转为弦滑数，知寒解热复起，故转清热化痰息风法。

舌暗血行不畅，何以未用活血药？因寒凝而血行不畅，寒散血运自畅，故可不用活血之品，亦治本之谓。古云见血休治血，此言亦适用于血瘀者。血何以瘀？必有其致瘀之因，针对其因而治之即可。若加活血之品，亦不为错，标本兼治也。

例11：寒邪痹阻，水湿下流

张某，女，68岁。2006年9月8日初诊。

脑瘤术后20天，小便频数淋痛，不足1小时即解1次，夜尿10余次，下肢肿，头痛，臂痛，食少，便可。血压180/100mmHg。于半夜血压最高。

脉沉弦紧，舌稍暗红，苔白。

证属：寒邪痹阻，水湿下流。

法宜：温阳散寒。

方宗：桂甘姜枣麻辛附汤。

麻黄6g	桂枝9g	炮附子10g	干姜5g
细辛5g	生姜6片	大枣6枚	炙甘草7g

2 剂，水煎服。3 小时服 1 煎，啜粥温覆取汗。

9 月 9 日二诊：昨夜连服两煎，已然汗出。头痛、水肿减轻，溲淋痛频数亦减，夜尿 3 次。脉尚沉而拘滞，舌稍暗红。血压 170/90 mmHg。因脉尚拘滞，乃寒凝未解，然已汗不宜再汗，仍予温阳散寒，加息风解痉之品。

麻黄 5g	炮附子 15g	细辛 5g	僵蚕 12g
蝉蜕 9g	蜈蚣 20 条	全蝎 10g	天麻 15g
钩藤 15g	生姜 5 片	藁本 9g	怀牛膝 9g

9 月 24 日三诊：上方共服 14 剂，已无任何不适，夜半子时血压 130/80mmHg，白天血压 120/75mmHg。脉缓滑，尺不足，舌已可。拟益肾化痰。

陈皮 8g	半夏 9g	茯苓 15g	白术 9g
巴戟天 12g	锁阳 12g	覆盆子 15g	沙苑子 15g
益智仁 10g	桑螵蛸 12g	远志 8g	山茱萸 12g
天麻 12g			

7 剂，水煎服，服完停药。至今血压正常，亦无不适。

按：因脉沉弦紧，而断为寒邪痹阻。寒痹则气化不利，三焦不通，水湿下流，故下肢肿。小便淋痛频数，多从小肠有火或湿热下注论治。然客寒痹阻，或阳虚阴盛，气化不利者，亦可见小便淋痛频数之象。阴盛气化无权，水液不摄，小便数；寒则气不通而痛。淋痛属热、属寒，当据脉以断。此脉弦紧，知为寒客所致。

汗后寒邪未尽，血压略降不足言，故继予温阳散寒，息风解痉。脉转缓，知血脉已舒，血压亦降。然尺不足，且滑，知为肾虚痰停，邪去本虚显露，故转而益肾化痰。

夜半血压高者，缘于阴气盛也。本为阴寒痹阻，夜半阴寒更甚，寒则收引凝涩，经脉更拘，故血压最高。

例 12：寒束热郁

陈某，女，46 岁。2003 年 4 月 22 日初诊。

患高血压病已五六年，血压波动在 140 ~ 220/105 ~ 110mmHg，服卡托普利、尼莫地平、复方降压片。头眩晕欲仆，心中空悬，心烦意乱，腰酸痛，难以站立。即刻血压 150/100mmHg。

脉沉弦紧滞兼小滑数。舌暗红苔少，面色暗红。

证属：寒束热郁，血行不畅。

法宜：散寒透热，佐以活血。

方宗：防风通圣散。

麻黄 6g	桂枝 9g	荆芥 7g	防风 8g
僵蚕 12g	蝉蜕 7g	赤芍 12g	地龙 15g
石膏 20g	黄芩 9g	栀子 9g	大黄 5g
连翘 12g	薄荷 6g		

3 剂，水煎服，日 3 服。啜粥，温覆取汗。

4 月 25 日二诊：药后汗出且利，周身舒坦，上症皆减。脉沉滑欠畅，舌暗红已轻，苔薄白，面色如前。血压 140/90mmHg。

证属：寒束未尽，痰热郁伏。

法宜：清化痰热，兼以透散。

僵蚕 12g	蝉蜕 7g	防风 8g	蒺藜 15g
蔓荆子 10g	茺蔚子 12g	陈皮 10g	半夏 12g
茯苓 15g	胆南星 10g	菖蒲 9g	枳实 9g
地龙 15g	钩藤 15g	怀牛膝 12g	

5 月 23 日三诊：上方共服 27 剂，除腰尚痛外，其他症状已不著。血压维持在 130/90mmHg，原有的降压药未停亦未减。上方加炒杜仲 15g，继服 10 剂。

按：依脉沉弦紧滞，诊为寒凝，患者无恶寒发热、无汗、身痛等症，知此寒未在肌表，而是寒凝于里，且紧滞有力，当属寒实凝痹。脉沉小滑数，乃热邪郁伏之象。热从何来？或为阳气郁而化热，或为寒未解，伏郁之寒邪已然化热，总而言之，内有热邪郁伏。

脉滞与滑，乃相互对立之脉，何以能并见？寒阻，气血收引凝泣，气血不得畅达以鼓荡血脉，故脉沉弦紧滞；但又有火热内郁，热乃阳邪，主升、主动，热被寒束于内，必不肯宁静，奔冲激荡，故脉滑数。正如《医家心法》所云："怫郁之脉，大抵多弦涩凝滞，其来也必不能缓，其去也必不肯迟，先有一种似数非数躁动之象。"《伤寒瘟疫条辨》亦云："温病脉沉涩而小急，此伏热之毒，滞于少阴，断不可误为虚寒。"沉弦紧滞，与沉小滑数之脉确可并见，并不抵悟，恰恰反映了寒凝热郁之病机。

既有寒闭热郁，自当散寒清热，方选防风通圣散，发汗泄热。药后汗利并作，邪势挫而周身舒坦，血压随之下降。这再一次证明，汗法是治疗高血压病的一大法门。

汗后寒挫，病转痰热，故清热化痰佐以宣透。此例降压之西药一直未停，并未治愈，只能说有效而已。

例 13：阴虚寒束

王某，女，20 岁，本校学生。2002 年 12 月 24 日初诊。

自今年 4 月发现血压高，145/95mmHg。未服药，现身酸痛，头痛胀晕，两太阳穴胀重，头痛已十多年，服脑宁片可缓解。月经 40 天一行。即刻血压 150/90mmHg。

脉弦细拘紧而劲，舌较暗红，苔白。

证属：风寒外束。

法宜：疏风散寒。

方宗：九味羌活汤。

羌活 9g	独活 9g	防风 10g	苍术 10g
细辛 5g	白芷 9g	川芎 8g	黄芩 9g
干地黄 12g	炙甘草 6g	麻黄 5g	僵蚕 12g
蝉蜕 6g	葛根 12g		

3 剂，水煎服。

12 月 27 日二诊：药后未汗，脉症如上。上方加桂枝 9g、生姜 6 片。3 剂，水煎服。嘱 2 小时服 1 煎，啜粥温覆取汗。得汗后，余药改每日 1 剂。

12 月 31 日三诊：服药 1 剂得汗，头晕痛、身酸痛减轻。血压 135/90mmHg。脉弦细稍劲，舌稍红，苔白少。

证属：肝肾阴虚，阳亢化风。

法宜：滋水涵木，平肝息风。

方宗：三甲复脉汤。

生地黄 12g	熟地黄 12g	山茱萸 12g	白芍 15g
怀牛膝 10g	牡丹皮 10g	五味子 5g	生龙骨 10g
生牡蛎 10g	炙鳖甲 18g	败龟甲 18g	生石决明 18g
白蒺藜 12g	钩藤 15g	僵蚕 12g	蝉蜕 7g
地龙 15g	全蝎 10g	蜈蚣 5 条	夏枯草 15g

2003 年 1 月 22 日四诊：上方共服 21 剂，症除。血压 125/85 mmHg。脉弦细不劲，舌嫩红少苔。

证属：肝肾阴虚未复。

六味地黄丸 2 丸，日 2 次，连服 1 个月，开学后来告，一直很好，血压 120/70mmHg。

按： 脉弦拘紧，头身痛，虽无恶寒、发热，亦属风寒束表。九味羌活汤本为治外感风寒之常用方剂，因未用辅汗三法，服后未汗。再服加辅汗三法，1 剂而汗。汗出紧除寒解。汗后阴伤，致脉弦细而劲，此肝肾阴虚，肝风内旋之脉。何以一汗而阴伤？盖固有阴虚而风寒羁留不解，未汗之前已有弦细而劲之象。此细，或为阴虚，或为邪束。因未考虑献血之后，外邪乘虚而袭，只重散邪，未注意阴血不足，故一汗而阴伤，阳亢化风。

病转肝肾阴虚、阳亢化风，故转予三甲复脉汤加息风之品，血压平复。因脉尚细，阴未复，故予六味地黄丸连服 1 个月，阴血复而血压稳定。

四、寒客胃肠

寒客胃肠，可因寒邪由表传至胃肠，亦可由寒邪直中胃肠，或阳虚阴盛而干格胃肠，出现脘腹痛胀、吐利等症。寒实者脉当沉痉，阳虚者脉痉而减或无力。

《素问·缪刺论》曰："邪之客于形也，必先舍于皮毛，留而不去……入合于经脉，内连五脏，散于肠胃，阴阳俱感，五脏乃伤。"这是寒邪由表内传于胃肠。《素问·至真要大论》曰："寒厥入胃，则内生心痛。"这是寒邪直犯心胃。《伤寒论》第273条曰:"太阴之为病,腹满而吐,食不下,自利益甚,时腹自痛,若下之,必胸下结硬。"此乃太阴虚寒、寒盛阴凝而脘腹胀痛结硬。

寒客者当散寒发汗;阳虚兼寒者,当温阳散寒;阳虚阴盛者,当培中温阳。

例1:寒袭肺胃

梁某,女,60岁。2002年7月4日初诊。

入夜口干,舌如锉,干醒饮水,食后嘈杂,便秘,二三日一解,已二三年。

脉沉紧滞。舌可,苔薄白。

证属:寒袭肺胃。

法宜:温阳散寒。

方宗:五积散。

| 麻黄7g | 杏仁9g | 桂枝12g | 苍术10g |
| 川厚朴9g | 半夏10g | 炮附子15g | 干姜6g |

2剂,水煎服。加辅汗三法,取汗。

7月7日二诊:药后已汗,上症著减,便已畅。脉沉滞无力。上方加生晒参15g、茯苓15g。改川厚朴为6g。

7剂,水煎服。

按:本案并无寒热身痛之表证,仍予散寒发汗者,以其脉沉滞。沉主里,滞乃寒凝之象。寒凝于肺,津液不布而口干;上窍不利而便秘;寒犯于胃而嘈杂。予五积散加附子温阳散寒和胃。药后得汗,诸症皆减。汗后脉已弱,加生晒参、茯苓,减厚朴以扶正。

前于论中提出用汗法的指征为脉痉与寒痛,本案并无寒痛,仅脉痉一项,因此脉主寒凝,故以寒凝解诸症。未落渴则生津、秘则通下之俗套,而予散寒发汗法治之,汗后诸症减,证明药证相符。可见,脉痉是散寒发汗法起决定性的指征。

例2：寒客于胃

杨某，男，25 岁。2008 年 11 月 17 日初诊。

胃痛牵背，饭前饭后均痛，食则难化，已 3 个月。

脉弦拘紧而数，舌略红苔白。

证属：寒客阳明。

法宜：发汗散寒。

方宗：葛根汤。

葛根 15g	麻黄 8g	桂枝 12g	白芍 12g
炙甘草 7g	生姜 10 片	大枣 7 枚	

2 剂，水煎服。加辅汗三汗，取汗。

11 月 20 日二诊：药后已汗，症除。脉弦减，予小柴胡汤加干姜善后。

按：食凉饮冷，寒邪客胃，"脉寒则缩蜷，缩蜷则脉绌急，绌急则外引小络，故卒然而痛"。此案并无表证，纯为里寒，汗法仍可用之。予葛根汤发汗散寒，寒去则痛止。

例3：寒邪犯胃

芦某，女，23 岁。2006 年 4 月 1 日初诊。

平素肢凉，受寒后引发胃痛呕吐，咽痛，已 4 日。

脉沉弦细无力。舌稍淡。

证属：阳虚寒客于胃。

法宜：温阳散寒。

方宗：吴茱萸汤。

吴茱萸 6g	党参 12g	生姜 12 片	干姜 6g
半夏 9g			

3 剂，水煎服。加辅汗三法，取汗。

4 月 4 日二诊：药后已汗，症已不著，脉弦未起。上方继服 4 剂，不再加辅汗三法。

按： 平素肢冷，且脉沉弦细无力，舌淡，乃素体阳虚，寒邪易入，直犯肝胃，致胃痛呕吐。何以咽痛？咽痛多以火热解，此仅咽痛原因之一。咽痛因寒者并不鲜见。《伤寒论》中，以少阴咽痛多见。故予吴茱萸汤暖肝散寒，增干姜温胃。予发汗法者，使客寒达表而解。加半夏，一者止呕，亦取半夏散意治咽痛。

例4：腹痛下利

李某，男，22岁。2007年11月30日初诊。

腹痛，下利，肛坠已近半年，鼻塞流涕。

脉弦略数减，舌略红暗，苔白少。

证属：少阳枢机不利，木陷清阳不升。

法宜：舒解少阳，升发清阳。

方宗：小柴胡汤。

柴胡12g	黄芩8g	半夏9g	党参12g
炙甘草8g	生姜10片	大枣7枚	白芷8g
葛根12g	炒苍耳子9g		

4剂，水煎服。

12月3日二诊：药后身见微汗出，腹痛、下利、肛坠、鼻塞除，涕亦不多。脉弦减，舌较红暗，苔少。上方加干姜6g、细辛6g、五味子6g、鹅不食草15g。

7剂，水煎服。

按： 少阳主春生之气。少阳郁结，春生之气不升，清窍失于清阳之奉养温煦而鼻塞流涕。木不得升，反下陷土中而腹痛肛坠，清气在下则生飧泄，故下利。升达疏泄少阳，清阳升则鼻塞除；木不陷，且更加葛根升提胃气，下利、肛坠亦除。

此本未刻意求汗，然枢机利，阴阳升降出入复常，自可阳加于阴而微汗，亦有不汗而汗者，当属广义汗法。二诊加鹅不食草，非为必须，实为套药，可删。因鼻为清窍，靠清阳奉养，今清阳不升而鼻塞、流清涕，升清即可。

例5：血虚内有久寒

倪某，女，21岁。2007年9月24日初诊。

头痛，左下腹痛已三四年，胃下垂脐下三指。

脉沉弦细小紧滞，舌可。

证属：血虚内有久寒。

法宜：养血散寒。

方宗：当归四逆汤合吴茱萸汤。

当归 15g	桂枝 12g	白芍 12g	细辛 6g
炙甘草 7g	吴茱萸 7g	党参 12g	生姜 10g

3剂，水煎服。加辅汗三法，取汗。

9月27日二诊：药后得汗，头痛、腹痛未作，觉乏力，略畏寒。脉沉弦细减。舌可。上方生姜改干姜6g。7剂，水煎服。

按：脉沉弦紧滞，乃寒伏于里；细小，乃血虚不充。其头痛、腹痛，为血虚久寒内伏，取当归四逆汤主之，合以吴茱萸汤温肝散寒。吴茱萸汤乃为寒邪直中厥阴者设，吴茱萸暖肝而兼散，更重用生姜，加辅汗三法，一变而为温肝散寒法，使纹理网络得开，阳气敷布，寒邪得散，寒去脉通而痛除。二诊紧去寒除，脉减，且略畏寒，乃阳气未复，加干姜以温阳。

例6：寒入厥阴（胰腺炎）

杨某，女，28岁。2009年6月30日初诊。

10日前患急性胰腺炎住院，经治缓解出院。现左胁痛，头晕，无力，心慌，气短，呕吐清水。因心慌气短难续，常蹲下抱胸蜷缩稍安。

脉弦拘无力，舌淡苔白。

证属：寒入厥阴。

法宜：温肝散寒。

方宗：吴茱萸汤。

吴茱萸 6g	红参 12g	生姜 10 片	干姜 6g
炮附子 12g			

2 剂，水煎服。加辅汗三法，取汗。

7 月 2 日二诊：连服 2 煎，已微微汗出，上症著减。尚心慌、气短、头晕、乏力，心中如饥未已。脉弦无力，舌淡。上方加仙茅 12g、淫羊藿 10g、白术 10g。此方加减，共服 1 个月，已康复。

按：胰腺炎，多以大柴胡汤治之，然亦有虚寒者。脉弦拘无力，知为阳虚寒袭。胁痛且吐，乃厥阴寒犯阳明，故予吴茱萸汤加干姜、附子，加辅汗三法，温阳发汗散寒。吴茱萸入厥阴，温且散，重用生姜，且加辅汗三法，一变而为发汗散寒剂。汗后寒去，阳气未复，故予上方继服，不再用辅汗三法，则不致再汗。加二仙汤者，温肾以补肝。

皆知水能生木，但一般理解多为肾水涵养肝木，此仅水生木之一端。肝之虚，有肝阴虚、肝气虚、肝血虚、肝阳虚以及肝体虚、肝用虚之异。虚则补其母，肝阴虚，须滋肾水以涵肝木；肝血虚，须益肾精以养肝血，精血同源耳；肝气虚者，当补肾气，合以补脾气，以补肝气；肝阳虚者，补肾中之阳以复肝阳。凡此皆为水能生木。五行中，水代表肾，涵盖了肾的全部功能，若仅指肾阴、肾水而言，则过于偏狭。本案二诊中加二仙汤，意在温肾益精以补肝之虚，即虚则补其母也。

例 7：寒邪凝滞

李某，女，57 岁。2002 年 11 月 16 日初诊。

左足背痛胀，西医疑为静脉炎或淋巴管炎，治未愈，已半年，胃脘不舒，嗳气不得，左胁痛，胸中烦悗。瘿三年。乙型肝炎表面抗原（＋）。血压 140～150/90～95mmHg。

脉沉紧滞有力，舌尚可。

证属：寒邪凝滞。

法宜：发汗散寒。

方宗：五积散。

麻黄 7g	苍术 10g	赤芍 10g	白芍 10g
当归 12g	川芎 8g	炒枳壳 8g	桂枝 10g
干姜 6g	茯苓 12g	川厚朴 9g	陈皮 9g
半夏 9g	葱白 1 茎	王不留行 30g	

4 剂，水煎服。加用辅汗三法，汗透停后服。

11 月 20 日二诊：药后得汗，脚、胃皆轻，脉尚沉紧滞，两寸较旺。仍予上方，加黄芩 10g、怀牛膝 12g，继服 7 剂，不用辅汗之法。

2003 年 1 月 15 日三诊：上方加减，共服 21 剂，未再汗，足痛消，胃气和，嗳除，瘿亦减未愈。脉转弦缓。

按：以脉沉而紧滞，故诊为寒凝，而予五积散发汗。汗后虽减，脉仍如前，故仍予原方散寒化湿。虽送服 20 余剂，因未用辅汗三法，故未再汗。寒湿去，胃和足痛止。

瘿何以随之亦减？因瘿毕竟属阴证，虽有肿大，无红、热、痛之阳证特征，何况更兼寒凝的沉而紧滞之脉，所以此瘿为阴证无疑。既为阴证，则温阳散寒对其亦有治疗作用，故随之而减。

例 8：寒饮客胃

许某，女，19 岁。2002 年 9 月 27 日初诊。

饮冷后，脘腹胀痛，嗳气，矢气不得，不欲食，便尚可。

脉沉弦滑。舌可，苔白腻。

证属：寒饮犯胃。

法宜：散寒化湿。

方宗：五积散加减。

麻黄 5g	苍术 9g	厚朴 9g	半夏 9g
茯苓 12g	陈皮 9g	桂枝 9g	白芷 7g
炒枳壳 6g	干姜 4g	吴茱萸 5g	川芎 7g
当归 10g	生姜 5 片	葱白 1 茎	

3 剂，水煎服。药尽而愈。

按：此乃小恙，本可不收入。虽为小恙，亦有探讨辨证的价值，故列之。

中医治病，不论大病小病，都须辨证论治，都不简单。如感冒，西医诊断、治疗都不难，刚毕业的医生都会治。而中医治感冒，却非易事，毕业后临床 20 年，亦未必对感冒能恰当辨证、治疗。可是一旦中医大夫能掌握感冒的辨治，那么，内伤杂病的辨治也大致可以掌握，因不论外感内伤，都需要辨证论治的功底。

本案虽属小病，但分析起来，亦有许多问题值得探讨，例如：

第一，脉沉弦滑，此脉可断为气滞痰郁，可断为痰蕴生风，亦可断为寒饮犯胃。

因沉主气，弦主郁，滑主痰，故可诊为气滞痰郁，而予行气化痰之剂。但本案因饮冷而作，且舌苔白腻，沉为阴脉，弦与滑皆阳中之阴脉。此脉因按之有力，知非阳虚阴盛，乃寒实所致，且诸症皆可用寒客这一病机来解释，故该证诊为寒饮客胃，而不诊为气滞痰郁。

弦主风，滑主痰，依脉亦可断为痰蕴生风，然无振掉及动摇之症，故不诊为风证。

第二，既为寒饮客胃，何不用平胃散、藿香正气散、六和定中丸、理中汤或吴茱萸汤等，而独选五积散？若不仔细辨证论治，似乎诸方皆可选。医者究竟选何方，除用方习惯以外，主要还是考虑切合病机问题。平胃散长于温中燥湿；藿香正气散长于行气化浊，兼能解表；理中汤治中阳虚者；吴茱萸汤治肝寒犯胃者，于本证，尚难丝丝入扣。本案乃寒饮客胃，胃阳因寒饮而伤，升降失司，致脘腹胀痛，气机不畅。五积散中麻黄、桂枝、白芷、姜、葱散寒通阳解寒凝，上列诸方皆无此功能；且方中含平胃散、二陈汤，温化湿饮，成表里双解之方；更用干姜、吴茱萸以温中，川芎、当归行血滞，枳壳行气滞，方方面面皆予以兼顾，故五积散长于上列诸方，所以吾选五积散而不选其他方。因方证相应，故药尽而愈。

第三，此方虽有麻黄、桂枝、葱、姜等辛温散寒发汗之品，因未用助汗之法，故无汗出，若欲汗解者，当辅以助汗之法。

例9：湿困脾阳

孙某，女，62岁。1980年4月27日初诊。

3周前，因帮女儿盖房，劳累汗出受风寒，复因饮食不当，湿蕴于里，邪气留恋不解，阵阵痛冷无汗，胸脘满闷，头晕恶心，口苦咽痛，口干喜饮，每天日晡心中烦热，身困乏力，二便正常。

脉沉弦细濡数。舌稍绛，苔白略厚。

论汗法（第2版）

证属：太少合病兼湿困脾阳。

法宜：解表化湿，和解少阳。

方宗：柴平汤。

柴胡 10g	黄芩 9g	半夏 10g	党参 10g
生姜 4 片	炙甘草 6g	桂枝 10g	白芍 10g
葛根 12g	苍术 10g	厚朴 9g	藿香 12g

2 剂，水煎服，日 4 服。

4 月 29 日二诊：药后得汗，背冷、头晕、恶心、口苦均除，胸脘尚满，午后烦热，困倦乏力，口渴。脉弦细濡数。舌质略绛，苔薄黄腻，中心无苔。

证属：表已解，湿渐化热，气津已伤。

法宜：化湿清热，益气生津。

方宗：升阳益胃汤。

党参 10g	白术 9g	生黄芪 10g	黄连 9g
半夏 9g	陈皮 9g	茯苓 12g	泽泻 10g
防风 6g	羌活 6g	柴胡 6g	天花粉 12g
滑石 12g			

3 剂，水煎服。

5 月 3 日三诊：药后诸症减轻，精神好转，体力亦增，心中已不觉热。尚微觉头昏，口干，脘满，纳呆，大便干结。脉弦缓。舌质正常，苔薄白，中心无苔。

证属：气阴未复，胃气未开。

方宗：沙参麦冬饮。

沙参 12g	麦冬 12g	玉竹 12g	山药 12g
石斛 12g	生甘草 7g	天花粉 12g	生麦芽 15g
荷叶 6g	桑叶 9g	菊花 7g	郁李仁 15g

3 剂，水煎服。

按：饮食不当，湿恋于中，劳累汗出，风寒外客，表里同病。背寒无汗，乃邪客太阳；口苦、咽痛、头晕、恶心、胸闷、乃邪客少阳；

胸闷、恶心、头晕、口渴、苔腻、脉濡数，乃湿热蕴郁于中，湿邪自旺于阴分，故日晡潮热。法当表里双解，以柴胡桂枝汤加葛根解其表；以平胃散和其中。

二诊得汗表解，脉细濡数，为湿热未解，气分已伤，故困倦乏力，胸脘尚满，午后烦热；舌中无苔，乃胃阴不足，故诊为湿渐化热，气津已伤，予清化湿热、益气生津之剂。

三诊脉转弦缓，且腻苔已退，知湿热已化。然舌中无苔，为津气未复，故予沙参麦冬饮益气生津以善后。

五、痹证

痹证是以肢体疼痛为主症的病证，首见于《内经》，曰："风寒湿三气杂至，合而为痹。"分行痹、痛痹、着痹及五脏痹、五体痹等，后世又有风湿、历节、痛风等名称，涵盖西医的风湿关节炎、类风湿关节炎、骨关节痛、强直性脊柱炎、皮肌炎、系统性红斑狼疮、痛风等。凡以肢体关节疼痛为主者，统称为痹证。

引起痹证的病因，以风寒湿为多见。寒邪凝闭，气血不通，不通则痛。因而，发汗散寒是治疗痹证的一大法门，仲景的三附子汤、桂枝芍药知母汤、麻杏苡甘汤等，乃治痹的经典之方。

笔者应用发汗散寒治痹的指征，仍以痉、寒、痛为主征。夹湿者，加化湿之品；阳虚者，加温阳之品；肝肾虚者，加补肝肾之品；气血虚者，加益气养血之品；兼邪者，兼顾他邪。

例1：寒痹经腧

谢某，女，48岁。2006年7月31日初诊。

头项至腰背皆痛沉凉，已2个月余。CT检查显示脑及颈椎（－）。胃痛，食少，困乏。

脉沉弦小拘，按之减。舌淡嫩而润。

证属： 阳虚，寒痹太阳阳明，经腧不利。

法宜： 温阳散寒通经。

方宗：葛根汤。

| 葛根 30g | 麻黄 8g | 桂枝 12g | 白芍 12g |
| 炮附子 15g | 炙川乌 15g | 生姜 10 片 | 大枣 7 枚 |

3 剂，水煎服；加辅汗三法取汗。汗出停后服。

8 月 4 日二诊：上药，服未得法，药后未汗，脉症如上，仍予发汗。上方加生黄芪 12g、党参 12g。3 剂，水煎服，服如上法。

8 月 7 日三诊：药后得汗，汗出周身轻松，汗停又觉难受，头沉、肩背沉，久坐腰痛、无力、困倦，但较前为轻。胃已不痛，食、便可。脉弦濡，舌淡嫩红。苔白润。上方加川芎 8g、当归 12g、羌活 8g、防风 8g。7 剂，水煎服。

8 月 14 日四诊：上症皆明显减轻。脉弦濡无力，舌淡嫩红。上方改生黄芪 18g、炮附子 30g。7 剂，水煎服，未再诊。

按：头肩背腰沉痛，当属痹证。以其脉沉弦小拘，当为寒痹太阳、阳明，经腧不利而沉痛；脉又按之减，且舌淡嫩而润，乃阳气馁弱。法当温阳散寒通经，方宗葛根汤，散太阳阳明经腧之寒；加附子、川乌温阳散寒；加辅汗三法，使邪从汗解。

服未遵辅汗三法，仍按常法，日 1 剂，早晚服，故未得汗，脉症未减。仍予前方，嘱遵法服之，而汗。汗后周身轻松，汗止复又难受，虽减未已。药后胃未痛者，概因寒客阳明经腧，内舍于胃，葛根汤加附子、川乌，提取下陷阳明之寒，故胃痛已。汗后脉显无力，正气已弱，故加人参、黄芪、川芎、当归，并重用黄芪、附子，扶正散寒通经而减。

一诊未汗，未效；二诊同方，汗后始效；可见药后能否发汗直接影响疗效。设不用汗法，仅用上方多服几剂，能否正复邪解呢？临床实践来看，是可以的。寒闭肌表者，当汗，且可一汗而解。寒闭经脉筋骨者，并无寒热表证，本亦当汗而祛邪，但不经发汗，用辛散之品，亦可使邪渐除，但不若经发汗者其疗效来得显著且迅捷。故寒在肌表及寒袭经脉筋骨以及脏腑者，皆以汗解来得效著而迅捷，虽大部不能一汗而解，亦可汗之挫其邪势，汗后再观其脉证，随证治之。

例 2：寒痹 1

孙某，女，47 岁。2004 年 4 月 12 日初诊。

右半身麻木，已三四年，颈部沉痛，寐差。曾诊为颈椎病，屡治未效。血压 125/80mmHg。

脉沉弦紧涩。舌可，苔白。

证属：寒痹经脉。

法宜：散寒通经。

方宗：五积散。

麻黄 7g	苍术 12g	白芷 8g	炒苍耳子 12g
赤芍 12g	当归 15g	川芎 8g	桂枝 10g
干姜 5g	茯苓 15g	厚朴 9g	陈皮 9g
半夏 10g	生姜 6 片	葱白 1 茎	葛根 15g
羌活 9g			

7 剂，水煎服。加辅汗三法，得透汗后，改日 2 服。

4 月 19 日二诊：服药 3 煎已得汗。身麻颈背沉痛著减，寐亦好转。素尿频，夜尿四五次。脉尚沉滞，按之力减。舌可，苔白。正虚之象已显，改益气养血，补肾通经。

当归 15g	川芎 8g	赤芍 12g	白芍 10g
桂枝 10g	党参 15g	茯苓 15g	生黄芪 15g
白术 12g	菟丝子 15g	锁阳 12g	巴戟天 12g
益智仁 12g	葛根 15g	补骨脂 9g	

6 月 2 日三诊：上方加减，共服 42 剂，身麻已除，颈不酸沉痛，他症亦瘥。脉沉缓。上方继服 14 剂。

按：初诊脉沉弦紧涩，系寒邪凝痹之象，故身痛、身麻，予五积散化湿散寒通经。汗后脉减，乃正虚之象已显，转而益气养血，补肾通经，终得症瘥脉缓，正复病瘥。现今颈椎病颇多，中医治疗亦当辨证，气血通，何病之有。

例3：寒痹2

李某，男，42岁。2006年7月4日初诊。

左胸背肩紧痛，左项及头亦紧，双下肢满布瘀斑，已两年。疑为冠心病，心电图正常。

脉沉而紧滞，舌可苔白。

证属：寒邪痹郁，血行凝泣。

法宜：温散寒邪。

方宗：五积散。

麻黄6g	苍术10g	白芷8g	赤芍12g
当归15g	川芎8g	桂枝10g	干姜5g
茯苓15g	川厚朴9g	陈皮9g	半夏10g
生姜5片	葱白1茎	蜈蚣5条	全蝎10g

4剂，水煎服。

3小时服1煎，啜粥温覆取汗。已得透汗后，改为早晚各1煎，无须再啜粥温覆。

7月11日二诊：药服两煎已见透汗，通身特别轻松。但服至第4剂，又觉身紧，下肢瘀斑见少。查：血小板数量、出凝血时间均正常。

脉沉紧滞，按之已显不足之象，舌可苔白。

证属：阳虚寒凝，经脉不通。

法宜：温阳通经散寒。

方宗：当归四逆散。

当归15g	桂枝12g	白芍12g	细辛6g
生黄芪15g	白术10g	巴戟天12g	淫羊藿10g
肉苁蓉12g	炮附子15g	炙川乌12g	蜈蚣6条
麻黄5g	葛根15g	全蝎10g	

10月17日三诊：上方加减，共服35剂，胸、背、头、颈、肩紧痛已除，右腓部尚有瘀斑未尽，他处已消。脉弦细拘。舌可。

证属：阳虚血弱，阴寒未尽。

上方加熟地黄15g、鹿角胶15g、桃仁12g、红花12g。

14剂，水煎服。

119

按： 于本按中谈四个问题：

第一，初诊，脉沉而紧滞，乃阴寒凝泣之脉，故诊为寒邪痹阻，经络不通而痛。予五积散，外散寒凝，内化寒湿，乃表里同治之法。双下肢满布瘀斑，乃寒凝血瘀、久病入络所致，故方中加蜈蚣、全蝎入络搜剔。

欲以上方发汗散寒，必须啜粥、温覆且连续服药，使药力相继乃能汗出，并非用麻黄、桂枝就能发汗。有的患者长期用麻黄、桂枝等物，并不汗出，必须具备发汗法的必要条件，方能汗出。

第二，已得畅汗，寒邪散，经脉通，周身倍感轻松。脉仍沉而紧滞，寒凝之象未消，但按之已显不足之象，知为阳虚而阴寒内盛之寒凝。前为寒实凝痹，可汗；此为阳虚阴盛而寒凝，属虚寒证，已汗不可再汗，当温阳以祛寒。二者的区别在于沉取有力无力，有力为实，无力为虚。沉取之有力无力，是判断虚实的主要指征。既为虚寒，法当温阳散寒，方取当归四逆散加附子、乌头、巴戟天、淫羊藿等，乃"离照当空，阴霾自散"。

第三，既为阳虚阴盛，何以又加麻黄、细辛等温散之品？细辛入肾经启肾阳。此处用麻黄，不是发汗解表、宣肺散寒，而在发越、鼓舞阳气，使肾阳由三焦、膀胱外达腠理毫毛，此即《内经》所云："肾合三焦膀胱，三焦膀胱者，腠理毫毛其应。"倘阳气能通达布散，内自脏腑，外达脏腑肌肉之纹理，乃至肌表、皮肤、毫毛，阳气充塞，乾坤朗朗，阴霾无处可藏，何患痹痛不除。

麻黄发越、鼓荡阳气之作用，由《金匮要略·痰饮咳嗽病脉证并治》篇中悟出，曰"水去呕止，其人形肿者，加杏仁主之。其证应内麻黄，以其人遂痹，故不内之。若逆而入之者必厥。所以然者，以其人血虚，麻黄发其阳故也。"意为水在肺，咳喘而肿，本当用麻黄宣肺利水，然其人血虚阳易动，故入之者必厥，以麻黄发其阳故也。由此可知，麻黄有发越、鼓荡阳气之功。

正虚者，本不当用麻黄动其阳，但在扶正的基础上，亦可佐以麻黄，发其阳，散其寒。麻黄附子细辛汤是温阳散寒的代表方剂，可用于三种情况：一是少阴阳虚，又感外寒，太少同病，以此方温

论汗法（第2版）

阳散寒解表。后世据此法，衍生出许多治阳虚感寒之方，如再造散等。二是少阴阳虚，寒邪直中少阴，未在太阳，亦以此方主之，附子温阳，细辛入肾经、启肾阳，领麻黄入肾，挽已内陷少阴之寒从外而散，亦寓逆流挽舟之意。三是少阴阳虚，阴寒内盛，虽无外寒，此时麻黄附子细辛汤中之麻黄，乃为发越、鼓荡阳气以解寒凝。故此案二诊时，仍用麻黄。

若血虚有寒时，仲景认为麻黄不可用，但血虚寒凝者，在养血扶正的基础上，麻黄仍可用之。如阳和汤，麻黄配熟地黄、鹿角胶养阴血，麻黄解寒凝。熟地黄配麻黄，养血而不腻；麻黄配熟地黄，解寒凝而不动阳，何其妙哉，补伤寒之未逮，实仲景之功臣。

第四，三诊诸症虽已著减，然脉尚未复。弦拘乃阳虚阴寒未尽，脉细乃阴血不充，故诊为阳虚血弱，阴寒未尽，上方中更加熟地黄、鹿角胶，取阳和汤之意。

例4：阳虚，寒湿痹阻

代某，女，62岁。2009年6月16日初诊。

浑身痛，手指痛尤著，怕冷，心中凉，吸气亦凉，怕空调、电扇，小腹凉而胀，心慌胸闷，出冷汗。

脉沉弦拘减。舌淡苔白。

证属：阳虚寒痹。

法宜：温阳散寒。

方宗：麻黄附子细辛汤。

| 麻黄 8g | 桂枝 12g | 细辛 8g | 炮附子 18g |
| 生姜 10g | | | |

3剂，水煎服。加辅汗三法取汗。汗透，停后服。

6月19日二诊：药后得汗，胸闷、心慌未作，身痛、胃凉轻。手仍痛，左胁胀，咳痰凉，嗳气未已，纳呆，便可。脉沉涩无力。舌淡，苔白满布。

证属：肝肾虚，寒湿浸淫经络。

法宜：温阳，益精血，佐以化湿通经。

补骨脂 7g	巴戟天 15g	肉苁蓉 15g	淫羊藿 12g
菟丝子 15g	炒杜仲 15g	生黄芪 15g	红参 15g
当归 15g	炮附子 18g	炙川乌 15g	乌梢蛇 15g
蜈蚣 10 条	威灵仙 12g	鸡血藤 18g	白术 12g

14 剂，水煎服。

按：患者身冷、心冷、吸气都冷，且脉沉弦拘减，乃一派阳虚阴凝之象。阳虚者，本当禁汗，何以仍用汗法？盖阳虚所禁之汗，乃单纯的狭义汗法，恐汗后亡阳；而本例之汗，乃是扶正温阳发汗，自不同于单用汗法者，麻黄附子甘草汤、麻黄附子细辛汤、桂枝附子汤、桂甘姜枣麻辛附汤等，皆温阳发汗之剂，可见，对于阳虚寒凝者，扶正以散寒并不为忌。

此案脉弦拘，苔白满布且浑身痛、手指痛等，除阳虚之外，尚有寒湿浸淫经络，故予麻黄附子细辛汤，加桂枝通经，与证相合。汗后邪挫正虚，转而以扶正为主，佐以通经。

例 5：寒痹肾虚

郑某，女，62 岁。2009 年 7 月 31 日初诊。

腰坠痛，膝以下凉，诊为腰椎间盘脱出，已四五年。血压高，170～180/100mmHg，服降压药。

脉沉弦拘徐，尺略差。舌可。

证属：寒痹肾虚。

法宜：散寒益肾蠲痹。

方宗：桂枝芍药知母汤。

桂枝 12g	麻黄 7g	炮附子 15g	炙川乌 15g
细辛 6g	白术 10g	知母 6g	白芍 15g
防风 8g	巴戟天 12g	肉苁蓉 12g	生姜 10 片

4 剂，水煎服，加辅汗三法取汗。汗透，改每日 1 剂。

8 月 3 日二诊：药后汗透，上症著减，血压 115/80mmHg。脉弦拘减，左无力。舌可。

证属：阳未复，寒未尽，虚象已露。

法宜：温阳散寒，佐以补肝。

上方加生黄芪 15g、当归 15g。

7 剂，水煎服，未再诊。

按：本案西医两个诊断，彼此并无因果关联，高血压当降压，腰椎间盘脱出当复位。然依中医整体观来看，二者乃一也。脉弦拘，乃寒凝之象；徐者，脉率较慢，尚未至迟，本当曰缓，但又无缓脉从容和缓之象，故称之曰徐；尺差者，乃肾气不足。依脉而断，当为肾虚寒凝、阳虚寒凝，血脉拘急则血压高；寒痹血脉，经脉不利而腰痛，二者病机一也。予温阳散寒，汗透，腰痛缓且血压降。汗后，脉弦拘之象虽减未除，知寒凝未尽，故仍予上方温阳散寒，然不再加用辅汗三法，则不再发汗。左脉已无力，乃肝气馁弱，因汗后邪挫而正虚之象已露，故加黄芪益肝气，加当归补肝体。未再来诊，难言病愈，但起码有一点可以肯定，汗法不仅未升高血压，反使血压下降，腰痛得以缓解。

例 6：寒湿蕴阻

张某，女，54 岁。2007 年 12 月 17 日初诊。

左手足无力，右牙痛，窜至右头痛，心慌，身觉冷。

脉沉弦拘紧。舌淡暗，苔白厚。

证属：寒湿蕴阻。

法宜：散寒化湿。

方宗：五积散。

麻黄 7g	苍术 12g	白芷 8g	当归 12g
川芎 8g	桂枝 10g	干姜 6g	茯苓 15g
厚朴 9g	陈皮 9g	半夏 10g	党参 12g
生姜 6 片	葱白 1 茎		

3 剂，水煎服。温覆、啜热粥、频服，取汗。

12 月 20 日二诊：服 1 剂汗透，身已不觉冷，左半身无力亦除。仍心慌、牙痛、头痛。脉转沉弦滑数，舌红苔白，厚苔退。

证属：火热郁伏。

方宗：升降散。

僵蚕 12g	蝉蜕 7g	姜黄 9g	大黄 4g
栀子 10g	豆豉 10g	连翘 12g	薄荷 5g
水红花子 12g			

7剂，水煎服。

12月27日三诊：药后头痛、牙痛减未已，脉沉弦滑数。舌红苔白。上方加黄芩 10g，7剂，水煎服。

按：一诊脉沉弦拘紧，身觉冷，且头痛牙痛，汗法的三个要点皆备，符合寒痹之象；然苔白厚，湿气亦重，故诊为寒湿蕴阻，方宗五积散，加辅汗三法以取汗。

汗后寒湿退，身已不冷，左半身无力亦除，转而成火郁之证。盖因寒湿郁遏，阳气内伏化热使然。寒湿去而热张，致成郁热，转而清透郁热。

汗后转归，或伤正，或化热，不一而足，皆当观其脉证，知犯何逆，随证治之。

例7：寒邪留恋

田某，女，40岁。2006年6月27日初诊。

两年前，人工流产后遇寒，周身冷彻疼痛，头晕，身酸楚，舌热辣痛，如无皮状，不欲食，手足心汗，腰酸，小便黄，大便溏。

脉沉紧涩，舌淡苔白。

证属：阳虚，寒邪留恋不解。

治宜：温阳散寒。

方宗：五积散。

麻黄 7g	苍术 12g	白芷 8g	赤芍 10g
当归 12g	川芎 8g	炒枳壳 8g	桂枝 10g
干姜 6g	茯苓 12g	厚朴 9g	陈皮 9g
半夏 10g	黄芪 12g	炮附子 12g	生姜 6片
葱白 1茎			

4剂，水煎服。温覆，啜粥，二三小时服一次，取汗。

7月1日二诊：服药 2 煎即得透汗。汗后身寒疼痛、腰痛、头晕沉、困倦嗜睡、舌痛均明显减轻。脉弦缓，按之减。舌尚淡，苔白。

证属：脾肾不足，清阳不升。

法宜：健脾益肾，升发清阳。

党参 12g	白术 10g	半夏 10g	茯苓 15g
泽泻 15g	川芎 8g	黄芪 12g	陈皮 8g
砂仁 5g	羌活 8g	防风 8g	巴戟天 15g
淫羊藿 10g	炒杜仲 15g	炮姜 6g	炮附子 12g

7 剂，水煎服。

7月10日三诊：身寒疼痛、腰痛、舌辣已除，手足心汗已少。腰虽不痛尚不能久立，白带亦少，便溏。上方加减继服 10 剂，未再诊。

按：人流后，冲任损伤，阳虚血弱，寒邪乘虚而袭，蕴伏不解，故身冷疼痛，头晕腰酸。以其脉沉紧涩且舌淡，乃阳虚寒痹使然。因脉痉、寒、痛三个特征具备，故予温阳发汗之法。汗后症减，知药证相符。舌热辣如无皮者，乃阳虚阴盛、虚阳上浮使然。阳虚阴盛者，可格阳、戴阳，典型者身燥热，面红如妆，头汗如洗，喘喝欲脱，心憺憺大动，脉当浮大而虚，或阳浮大而阴弱。然不典型者，可为咽痛、目热、舌如烫、手足心热，或头热、背热等，若见阴脉，则此热皆以阴火解之，当引火归原，或培土以制阴火上冲。若脉浮大而虚，或阳虚大而阴弱者，引火归原之时，须加山茱萸、龙骨、牡蛎，以敛镇浮阳，防其阴阳离决。

本案虽脉证如阳虚寒痹，但舌热已然昭示虚阳上浮，此时再予五积散辛散发汗，不虑其阳脱乎？阴盛格阳，虚阳已然浮动，本不该再予辛散之品，然其脉仍沉而紧涩，未至虚大或阳浮阴弱，尚可不用山茱萸、龙骨、牡蛎以敛镇，故予五积散散寒，加干姜、附子以温阳，且引火归原。余曾治真寒假热的刘某，高热，脉虚大，舌热如烫掉皮一样，亦阴火上冲，与本案似，引火归原而愈（见《相濡医集》案 41）。

阴火之起，一由阴盛格阳，仲景有白通加猪胆汁汤，此皆已熟知。但阴火之起，亦可因脾虚不能制下焦阴火而发。东恒创甘温除大热之法，实补仲景之未备。俗皆知土能克水，土虚则水饮上泛，此只是土克水的一个方面。五行中的水代表肾，肾为水火之脏，土虚不能制水，亦可土虚不能制火而下焦阴火上冲，这就是东垣所说的"脾胃气虚，则下流于肾，阴火得以乘其土位"。又曰："脾胃下流之湿气闷塞其下，致阴火上冲。"尤在泾于《金匮要略·痰饮咳嗽病脉证并治》篇注中云："土厚则阴火自伏。"此言道出了甘温除大热之真谛，真一语破的。此案方中之平胃散，更加黄芪、茯苓、干姜，培中化湿以制阴火，故虽有舌热，不虑其阴阳离决。

例8：饮邪上干而头晕

李某，男，35岁。2007年11月16日初诊。

头晕两年，无呕吐及视物旋转，转颈时晕重。诊为颈椎病。

脉弦减，舌可。

证属：饮邪上干。

法宜：通阳化饮。

方宗：五苓散。

桂枝 12g	茯苓 15g	白术 12g	泽泻 30g
猪苓 15g			

3剂，水煎服。2小时服1煎，多饮暖水，取微汗。

11月19日二诊：药后已汗，头晕未犯，已无不适。脉弦减，舌可，苔白薄腻。上方加干姜6g、半夏12g。7剂，水煎服。

12月7日三诊：头未再晕。脉弦、舌可。

证属：少阳枢机不利。

方宗：小柴胡汤。

柴胡 9g	黄芩 9g	党参 12g	半夏 10g
生姜 6片	大枣 6枚	炙甘草 6g	

7剂，水煎服。

按： 五苓散证，《伤寒论》《金匮要略》中共载11条，剔除重复的2条外，剩9条。所主病证多为两类，一是太阳表热入腑，水热互结；一是水气上冲。

126

太阳表热入腑者，表现的症状有两组，一是表热不解；二是水液代谢失常，出现消渴与小便不利。热与水结而热不易除；水与热结而水弥漫三焦，水道不利而渴、小便不利。水与湿同类，湿温有"湿遏则热伏，热蒸则湿横"的机理，其理相通。温病治湿热相合者，有分消走泄法，仲景治水热互结之五苓散证乃通阳利水法。

若无太阳表热，因阳虚气化不利，水饮内停而水气上冲者，亦以五苓散通阳利水。如《金匮要略》："假令瘦人脐下有悸，吐涎沫而癫眩，此水也，五苓散主之。"此条即无太阳表热。

本案即属寒水之气上冲而引发的头晕。以其脉弦而减，弦为阳中之阴脉，弦为虚，弦为减，弦亦主饮。阳虚气化不利而饮蓄，上干则头晕眩，故本案取五苓散治之。

五苓散中桂枝通阳化气以利水，茯苓、白术培土以制水，泽泻、猪苓利下焦之水饮。水去，热无所倚而阳易散，阳通则水易化。其服法为"多饮暖水，汗出愈"。汗之出，前已述及，必肾中阳气通过纹理网络系统，直达腠理毫毛，阳运周身，犹红日朗朗，阴霾自散，晕眩自除。

例9：寒湿痹阻经脉

张某，男，29岁。2005年1月4日初诊。

家住白洋淀旁，常下湖捕鱼虾，下肢肿胀疼痛，重时不能下炕，手不能触，时有腰痛，已两年余。

脉沉滞而濡。苔可，苔白腻。

证属：寒湿阻痹经脉。

法宜：散寒化湿，通经。

方宗：五积散。

麻黄 7g	薏苡仁 30g	防风 9g	萆薢 18g
苍术 12g	当归 12g	川芎 8g	赤芍 12g
桂枝 12g	干姜 6g	茯苓 15g	川厚朴 9g
陈皮 10g	半夏 10g	海风藤 18g	生姜 10g
葱白 1茎			

3剂，水煎服。加辅汗三法，取汗。

1月7日二诊：药后已得透汗。现已不痛，走多时脚心痛，足略冒凉风，踝处稍肿，背如被风，背痛。脉沉濡滑。舌可，苔已退。上方去葱白、生姜。加炮附子15g。7剂，水煎服。

按：寒湿痹阻经脉而肿胀疼痛。虽无寒热表证，然邪侵经脉，亦当汗而解之，寒去湿化经络通，肿痛即止。汗后阳虚未复，致背冷足冷，故加附子温阳。

例10：风寒客于阳明经脉

尹某，女，24岁。2007年1月26日初诊。

面肿十余日，微痒，目干，尿频。尿检（-）。

脉弦拘，舌可。

证属：风寒客于阳明经脉。

法宜：疏风散寒。

方宗：羌活胜湿汤。

羌活7g	川芎7g	蔓荆子9g	藁本7g
升麻5g	防风7g	白芷7g	荆芥穗6g
生黄芪10g	炙甘草6g		

3剂，水煎服。加辅汗三法，取汗。

1月29日二诊：汗后肿消痒止，便秘。脉弦减，舌嫩红。上方加当归12g、白芍12g、党参12g、肉苁蓉12g。4剂，水煎服。

按：脉弦拘，属风寒收引之象，则此面肿微痒，当为风寒客于阳明所致。羌活胜湿汤方多风药，一可散风寒，一可升阳，且风能胜湿，更辅以汗法，令玄府开，水道通调，肿痒自消。

例11：寒湿痹阻1

温某，男，45岁。2002年11月27日初诊。

常年值夜班，昼瞑夜精神。冒雨后四肢痛，走窜，下肢凉，自汗恶风，便溏，已半年余。

脉弦濡，舌淡。

证属：脾肾阳虚，寒湿痹阻。

法宜：温阳健脾，祛湿通经。

方宗：麻黄附子细辛汤。

麻黄 6g	细辛 6g	炮附子 15g	干姜 6g
苍术 18g	白术 15g	薏苡仁 30g	

2 剂，水煎服。

11 月 30 日二诊：药后汗不彻，症同前。上方更增桂枝 12g，3 剂，水煎服。

12 月 8 日三诊：正汗已见，身痛、自汗皆已不著。脉缓，舌可。继予黄芪桂枝五物汤。

生黄芪 15g	桂枝 10g	白芍 10g	干姜 5g
炙甘草 6g	大枣 5 枚	白术 12g	

14 剂，水煎服。

12 月 15 日四诊：唯进食辛辣时微汗出，他症已除，脉缓，上方继进 14 剂。

按：此案乃脾肾阳虚，寒湿外客太阳，当属太阳、少阴、太阴同病。

脉弦濡，乃阳虚湿蕴之阴脉。弦为阳中之阴脉。弦脉端直以长，直长下行，欠冲和舒达之象，故弦为阳中伏阴之脉。春脉弦，肝应春，肝之常脉弦。春脉何以弦？因春令，阴寒乍退，阳气升发，始萌而未盛，温煦之力未充，故脉尚有拘急之感而为弦。肝为阴尽阳生之脏，与春相应，阳始生而未盛，故脉亦弦。常脉之弦，弦长悠扬；病脉之弦，有太过与不及。太过者，弦长坚挺，主气逆、邪盛、本虚标实；不及者，弦而无力，主正虚。濡即软也，非必浮而柔细并见。濡主正虚湿盛。

本案脉见弦濡，故诊为阳虚湿盛。常年夜班且下肢凉，乃肾气暗伤；脉濡、舌淡且便溏，脾阳亦伤，故诊为少阴、太阴阳虚。冒雨感受寒湿，出现肢痛、畏风、自汗，乃寒湿在表，位居太阳，故本案乃少阴、太阴、太阳同病。

太少同病，故宗仲景麻黄附子细辛汤。但又兼太阴，故合用干姜、白术，取理中汤之意。重用苍术，一可健脾，亦可祛湿邪。加薏苡仁祛湿舒筋。

麻黄发汗、散在表之寒湿，仲景云："湿家身烦疼，可与麻黄加术汤，发其汗为宜。"首方汗不彻，症未解；再诊加桂枝，取通阳发汗，令微似欲汗出。湿去营卫通，则痛已、汗止。

三诊，症除脉缓，已愈。脉缓，正气未壮，故予黄芪桂枝五物汤，助营卫，和阴阳，以杜其后。

例12：寒湿痹阻2

芦某，女，50岁。2003年9月12日初诊。

四肢酸痛已七八年，遇凉则重。

脉沉紧迟。舌可，苔白。

证属：寒湿痹阻经络。

法宜：温阳散寒通经。

方宗：桂枝芍药知母汤。

桂枝 12g	炮附子 15g	炙川乌 15g	麻黄 8g
白芍 12g	白术 12g	防风 10g	知母 7g
生姜 6 片			

3剂，水煎服。

3小时服1煎。药后啜粥，温覆令汗。汗出，停后服。

9月16日二诊：药后已汗，四肢酸痛著减，然未已，右臂酸痛尚较明显。脉紧已除，转弦缓。上方改麻黄4g，加穿山龙15g、海风藤18g、蜈蚣5条、地龙12g。7剂，水煎服。

9月24日三诊：药后四肢酸痛已除，脉弦缓，方改黄芪桂枝五物汤，扶正以善后。

生黄芪 12g	桂枝 12g	白芍 12g	生姜 6 片
大枣 6 枚	当归 12g	川芎 8g	

14剂，水煎服。

按：脉沉紧迟，乃寒邪闭郁之象，则此四肢酸痛，当为寒湿留恋经络所致。已然七八年，虽非新感，但寒邪未去，仍当汗而解之，俾邪去阳气通，酸痛当除。

桂枝芍药知母汤为寒湿化热、外伤肢节、内冲心胃之治。此方可据证以变通，寒重者重用桂枝、附子、麻黄、防风，更增炙川乌，散风祛寒以通经；湿重者，增白术，或加苍术、薏苡仁等；热重者，增加知母之比例；桂枝、芍药、甘草、生姜以调营卫，可权衡寒、湿、热之轻重，灵活加减变化。

二诊汗出寒解，脉紧除，然诸症虽减未已，知寒湿未尽，故仍用上方加通经之品。方虽同，但不用助汗之法，故无汗出。可见，通经散寒之剂，加助汗之法，即成汗剂；不用助汗之法，则非汗剂。

三诊改用黄芪桂枝五物汤，乃邪已去，拟扶正以固本。

例 13：寒痹大肠经脉

吴某，男，34 岁。1982 年 10 月 17 日初诊。

右臂沿大肠经疼痛，已三四年，因从事机械制图工作，常因右臂酸痛不能抬而不能制图，必抡臂、揉捏后稍缓。

脉沉而弦拘，舌可。

证属：寒痹大肠经脉。

法宜：散寒通经。

方宗：葛根汤。

| 葛根 15g | 麻黄 8g | 桂枝 10g | 白芍 10g |
| 片姜黄 12g | 生姜 6 片 | 炙甘草 7g | 大枣 6 枚 |

2 剂，水煎服，4 小时服 1 煎，温覆取汗。汗出停后服。

10 月 19 日二诊：药后得透汗，臂痛瘥。

按：因脉沉弦且拘，乃寒邪收引凝泣之象，故臂痛为寒邪痹阻所致。虽恙已三四年，然寒邪未除，乃当汗解以祛寒。得畅汗、寒散、经脉畅达而痛除。可见，寒客无论新久，只要有寒，即当温散。

例 14：寒痹经脉

王某，男，31 岁。1980 年 11 月 20 日初诊。

背凉紧痛已四五年，常敲打以求暂缓，胸闷不畅。

脉弦紧，舌可。

证属：寒痹经脉。

法宜：发汗散寒。

方宗：葛根汤。

葛根 18g	麻黄 9g	桂枝 12g	白芍 12g
生姜 6 片	炙甘草 7g	大枣 6 枚	

2 剂，4 小时服 1 煎，温覆取汗。待遍身漐漐、微似有汗，则停后服。

11 月 22 日二诊：药后得透汗，背紧痛骤减，周身轻松。脉转弦缓，知寒邪已去，愈。

按：背紧凉痛，乃寒客太阳经腧，经气不利而紧痛，故以葛根汤，散寒通经，汗透而愈。

葛根汤本治新感，此寒袭经腧，久羁不去，其证备者，虽恙已数载，亦当断然汗之，不可因日久沉痼而踟蹰。

六、寒客下焦

经云："邪之所凑，其气必虚。阴虚者，阳必凑之。"反过来，阳虚者，阴必凑之。下焦阳虚，寒易客之。症见阴痛阴缩、小腹寒痛、小便不利、畏寒肢冷、厥气上逆吐利、喘憋、动悸、头痛等。

寒客于下，可因传变而来，亦可因寒邪直入少阴、厥阴，若阳虚阴盛者，阴寒亦可凝泣收引，引发上症。以麻黄附子细辛汤为代表的温阳散寒法，即是治疗此等病证必遵之法，扶正托邪，使邪从汗解，亦有逆流挽舟之意。若纯为阳虚阴盛而无客寒者，此方亦可用，但此时方义已变，细辛、麻黄不在于发汗散寒，而在于启肾阳，鼓舞阳气的升发敷布。若阳虚阴盛，而虚阳已有浮动之象者，如阳脉浮，或脉有涌动之感，或颧微红等，则不可再用麻黄、细辛之升散。若必以麻黄、细辛解其寒凝，则当加山茱萸、龙骨、牡蛎以潜敛之，防其虚阳脱越。

例 1：寒湿蕴阻（前列腺炎）

张某，男，38 岁。2008 年 6 月 6 日初诊。

会阴憋胀两年，背及四肢酸困，精神不振，每日睡 10 小时仍困，小便欠利。

脉沉弦拘而减。苔白满布。

证属：寒湿蕴阻。

法宜：温阳化湿散寒。

方宗：五积散。

麻黄 8g	桂枝 12g	苍术 12g	白芍 12g
当归 12g	干姜 7g	茯苓 18g	川厚朴 9g
陈皮 9g	半夏 10g	炮附子 18g	细辛 7g
生姜 10g	葱白 1 茎		

3 剂，水煎服。加辅汗三法，取汗。

6 月 9 日二诊：药后已汗。会阴憋胀已除，背肢沉、困倦减轻，小便已利。脉沉濡滑，拘象已除。苔白满布。寒已解，湿仍在，继予温阳化湿通经。

地龙 15g	秦艽 10g	威灵仙 10g	滑石 15g
苍术 12g	川厚朴 9g	陈皮 9g	炒苍耳子 12g
桂枝 12g	炮附子 12g	海风藤 18g	萆薢 18g

7 剂，水煎服。

按：脉沉弦而拘，寒也；减者，阳虚；苔白满布者，湿也，故诊为寒湿蕴阻。诸症，皆寒湿蕴阻使然。予五积散合麻黄附子细辛汤，温阳散寒化湿，得汗，寒去，湿仍有，继予温阳化湿通经。此病，热者有之，寒者、湿者亦有之，不可囿于抗菌消毒而一概用清热解毒之品。

例 2：寒夹秽浊，痹阻三焦（前列腺炎）

王某，男，33 岁。2008 年 6 月 16 日初诊。

患前列腺炎 5 年。头痛紧，脸肿，小便下坠，项淋巴结肿大，溲可。

脉沉弦紧。舌暗红，苔黄糙。

证属：寒夹秽浊，痹阻三焦。

法宜：散寒化浊。

方宗：小青龙汤合石膏汤。

麻黄 8g	桂枝 10g	白芍 10g	五味子 6g
半夏 10g	生姜 8 片	杏仁 10g	炙甘草 7g
生石膏 15g			

3 剂，水煎服。加辅汗三法，取汗。

6 月 19 日二诊：药后已见透汗，头紧痛、面肿、小腹下坠均除。颈之淋巴结尚大。脉弦缓。舌同上。

证属：少阳郁结。

方宗：普济消毒饮加减。

按：脉沉弦紧、头痛、面肿、腹坠，皆寒痹使然。舌红苔黄，已然化热，故予小青龙汤加石膏。汗出寒解，三焦通调，诸症随之而解。遗有颈结、脉弦缓，乃少阳郁结，予普济消毒饮透散之。

例 3：睾丸痛

余大学实习时，随名医孙华士老师学习。一男体壮，中午合房，窗牖未闭，房事后风寒乘虚袭入少阴，尿道抽痛甚牵引小腹。来诊时两腿分开很宽，蹜踽而行，对阴器不敢稍碰。脉弦细拘紧。余予小建中汤，不效。孙华士老师改用麻黄附子细辛汤，竟 1 剂而愈。

按：房事后，肾气乍虚，精窍开，外邪乘虚而客。寒主收引，致尿道抽痛。初诊误以为房事后阴精亏，筋脉失柔而拘急，故予小建中汤，治其"虚劳里急，腹中痛"。孙华士老师以其脉拘紧有力，乃客寒所袭，故取麻黄附子细辛汤，温经散寒。辨证切当，竟 1 剂而瘳。

例 4：寒疝

王某，男，43 岁，干部。1978 年 8 月 12 日诊。

18 年前做脾摘除手术，体质较差，胁常隐痛。值雨后淌水，又于水管下冲脚，回家后即觉前阴痛，迅速加剧，小腹痛甚，阴器已缩成皮状，不能活动，围被而坐，以热水袋外敷不缓。诊其脉弦紧，为寒客厥阴。予吴茱萸汤温散之。

| 吴茱萸 9g | 生姜 12g | 细辛 4g | 麻黄 4g |
| 炙甘草 6g | | | |

1剂缓，再剂已。

按：厥阴经过阴器、抵小腹。正气虚，寒邪直中厥阴，致小腹痛、囊缩。此方乃麻黄附子细辛汤，以吴茱萸易附子，使其温肝散寒，法仿孙华士老师治尿道抽痛案例。

此未令其发汗，然亦寒解痛止。究竟应不应发其汗？因当时对汗法的理解应用不如现在，故未着意令其汗。药后汗未汗？因未问其汗出情况，故无关于汗出的记载，即使未汗，亦料必药后寒散方愈。若取汗法温阳散寒，其效当更迅捷。若此案现在治之，必取汗法。

例5：阴缩

王某，男，14岁，学生，邯郸人。2000年9月2日初诊。

半年前上山游玩，尿急，迎风而尿，自感阴部与小腹有凉风吹，恰好游人迎面而来，心中十分惊恐，当即尿似净非净。由此后，阴茎有向上缩感，不痛不痒，小腹发凉，小便正常，大便日1～2次，饮食正常。

脉无力，舌正常，苔薄白。

证属：少阴肾经受风寒。

治宜：温阳散寒。

方宗：麻黄附子细辛汤。

麻黄6g	细辛3g	吴茱萸6g	炮附子10g（先煎）

因路远，患者服之自觉好转。即自作主张，连服1个月。

10月2日二诊：药后逐渐好转，现阴茎已不上缩，小腹仍凉，有时恶心，纳可，大便正常。舌正常，苔薄白，脉无力。

麻黄3g	细辛3g	半夏4g	炮附子8g（先煎）
生姜5片			

5剂。

10月8日三诊：阴茎未再向上缩，恶心愈，小腹凉减，舌正常，证已愈。又予：

麻黄5g	细辛3g	附子6g	僵蚕10g
蝉蜕6g			

7剂。

愈后调理，嘱不用再服药。

按：当风而溺，风寒直中少阴肾经，恰在此时受惊恐。《素问·阴阳应象大论》曰："恐伤肾。"《素问·举痛论》曰："惊则心无所倚，神无所归，虑无所定，故气乱矣。"因惊恐伤肾，气乱，肾气当降不降则阴茎上缩。治用麻黄、细辛发散风寒，附子温阳散寒，细辛可使在阴经寒邪由里外达，入肾经，善祛肾经之寒邪；肝经过阴器，肝肾同源，加吴茱萸开郁化滞，消阴寒之气，入肝肾经，散肝肾之寒邪，并有引经之功；又加僵蚕、蝉蜕一升一降，使气机通畅，气机正常，风寒祛，则病愈。

上例虽予温阳发汗剂，未加辅汗三法，故未言汗出。虽未汗，寒亦散。

例6：寒客少阴，尿频急痛

张某，女，68岁。2005年4月18日初诊。

尿频急痛，约半小时尿1次，夜不成寐。曾输液消炎未效，已半月余。尿检（－）。

脉沉弦拘减。舌稍暗红，苔薄白。

证属：阳虚，寒邪直客少阴。

法宜：温阳散寒，以复气化之司。

方宗：桂甘姜枣麻辛附汤。

麻黄6g	桂枝9g	炮附子10g	细辛5g
干姜5g	炙甘草6g	生姜6片	葱白1茎

2剂，水煎服。加辅汗三法，取汗。

4月20日二诊：连服两煎，已出透汗。汗出病愈。

按：尿频急痛者，以其脉沉弦拘减，知为阳虚寒邪直犯少阴所致。肾司二阴，肾与膀胱相表里，寒客少阴，气化不行而溲频急；寒主收引凝泣，经脉绌急而痛，故予温阳散寒之剂，汗之客寒解，小便自畅。

尿频急痛，医生多受西医泌尿系感染的影响，予清利湿热方药治之。然寒客者亦有之，故不可套用抗菌消炎的思路，还是要按中医理论体系去辨证论治。

例7：寒客下焦，气化不利

陈某，男，32岁。2010年4月23日初诊。

尿道分泌白浊液9天，服头孢曲松、阿奇霉素、替硝唑，现已无白浊液。仍尿痛，会阴坠胀冷痛，身畏寒乏力。某市医院查前列腺液：卵磷脂小体（+++），血细胞（++）。诊为前列腺炎。

脉沉弦细拘无力。舌淡苔白。

证属：阳虚，寒客下焦。

法宜：温阳散寒。

方宗：麻黄附子细辛汤。

麻黄8g	桂枝12g	细辛6g	炮附子15g
炙甘草9g	生姜10g		

3剂，水煎服。加辅汗三法，取汗。

4月26日二诊：药后已汗，上症著减，唯左臀觉凉，他已不著。脉沉弦拘减，舌淡红，苔薄白。上方去生姜，加干姜2g。改麻黄为6g，炮附子为18g。

4剂，水煎服，无须加辅汗法。

按： 脉沉弦细拘，乏力且舌淡，此阳虚阴寒客于下焦而尿道、会阴冷痛。温阳散寒，汗出寒散而诸症著减。附子温阳；细辛辛散启肾阳，且引领麻黄入肾经，散直入肾经之寒从表而解，亦有逆流挽舟之意。

例8：寒客下焦

邱某，女，23岁。2005年3月19日初诊。

小腹胀痛凉，已两月余，经前痛重。

脉沉细紧，舌可。

证属：寒客下焦。

法宜：温阳散寒。

方宗：麻黄附子细辛汤。

| 麻黄 5g | 细辛 5g | 炮附子 12g | 炙甘草 7g |
| 当归 12g | 川芎 8g | 桂枝 10g | |

2 剂，水煎服。加辅汗三法，取汗。

3 月 22 日二诊：药后已汗，小腹胀痛凉减未已。脉细涩无力。上方加干姜 5g、吴茱萸 5g、川椒 5g、党参 12g、乌药 8g。4 剂，水煎服。

3 月 26 日三诊：症除，上方 4 剂继服，以固疗效。

按：脉沉细而紧。细乃血虚，紧则为寒。此乃血虚寒客下焦，致小腹胀痛凉。麻黄附子细辛汤温阳散寒，加川芎、当归以养血活血。二诊足冷背寒、脉细涩无力者，寒去而阳未复，取大建中汤意复其中阳。

例 9：寒伏厥少二阴

李某，女，55 岁，工程师。2008 年 11 月 8 日初诊。

阴道抽痛已 5 年，尿频、尿急，余沥不禁，畏寒肢冷，腰酸，时头晕心慌。曾诊为泌尿系感染、膀胱炎、间质性膀胱炎。尿检：白细胞（++）。

脉沉而拘滞。舌淡暗，苔白润。

证属：寒伏厥少二阴。

法宜：温阳散寒。

方宗：麻黄附子细辛汤。

| 麻黄 8g | 细辛 6g | 炮附子 12g | 吴茱萸 7g |
| 葱白 1 茎 | | | |

2 剂，水煎服。加辅汗三法，取汗。汗透停后服。

11 月 10 日二诊：于 8 日晚服药 2 煎，通体皆汗。汗后阴痛大减。后予乌梅丸作汤剂，调理而愈。

按：脉沉而拘滞，此寒伏于里。阴部抽痛 5 年，肝经绕阴器，肾司二阴，此乃寒伏厥少二阴，经脉收引拘急而为痛。方取麻黄附子细辛汤温阳散寒发汗，使沉寒痼冷随汗而解，邪去而痛顿减；膀胱气化复常，则津液可藏，尿之淋沥亦蠲，余症随之而消。

　　此案并无太阳表证，汗法亦可用之。凡寒侵肌肤、经脉、筋骨，内至脏腑，只要有寒，无论新久，无论病位深浅，皆当散寒祛邪。若正虚而有客寒者，则扶正散寒；若兼他邪者，则合而治之，不可将汗法囿于解表之一端。若纯为阳虚阴凝，并无客寒者，其脉当沉弦拘而无力，此时以麻黄附子细辛汤为代表的温阳散寒法，亦可酌而用之。此时之麻黄附子细辛汤方义已变，附子温阳，麻黄、细辛发越阳气解寒凝，不加辅汗三法，一般不出汗，一改而为温阳解寒凝之剂。

七、咳喘

　　咳喘原因颇多，但风寒当为引发咳喘的常见病因。肺为娇脏，肺为华盖，外邪侵袭，肺则首当其冲，易至咳喘。且肺居上焦，乃清旷之野，为清阳所居。寒邪客之，肺病失宣降治节，最易咳喘。故发汗散寒宣肺是治疗寒邪犯肺的不二法门。

　　用发汗散寒宣肺法的指征，仍为痉、寒、痛三征。痉、寒、痛三征，可判断疾病的性质，但病位还须结合脏腑及经络辨证。寒袭且咳喘，则知寒犯于肺，故予散寒发汗宣肺。若兼他邪者，则相兼而治；若兼正虚者，则扶正祛邪。

例1：风客肌表，肺失宣降

　　张某，女，5岁。2004年11月23日初诊。

　　夙有喘疾，以往余曾多次诊治。昨天玩耍汗出，感受风寒，入夜咳嗽有痰，尚未喘，阵微汗出，恶风，体温37.3℃，不欲食，神态倦，便较干。

　　脉弦数按之减，舌可，苔中稍厚。

　　证属：太阳中风，肺失宣降。

　　法宜：解肌发汗，宣降肺气。

　　方宗：桂枝加厚朴杏子汤。

| 桂枝7g | 白芍7g | 生姜4片 | 炙甘草6g |
| 大枣5枚 | 杏仁7g | 厚朴6g | 紫菀7g |

　　2剂，水煎服，4小时服1煎，啜粥，温覆，取微汗。

11月26日二诊：药后见汗，恶风、发热已除。咳减未已，痰多，不欲饮食。脉弦滑。予降气化痰，消导。

橘红 6g	半夏 5g	茯苓 9g	炙甘草 5g
杏仁 6g	紫菀 7g	浙贝母 8g	党参 8g
焦三仙各 8g	鸡内金 8g	冬瓜仁 12g	鱼腥草 15g

4剂，水煎服。

按：桂枝加厚朴杏子汤，本治喘者，本案虽夙有喘疾，此前经多次治疗，已有好转，此次外感，仅咳，未引发宿疾而喘。虽咳不喘，然亦可用桂枝加厚朴杏子汤，因咳与喘，病机相通，皆因肺失宣降所致，故此方亦可为治咳之剂。

桂枝汤证，本应恶风、自汗、脉缓，然本案脉弦数按之减，何以亦用桂枝汤加厚朴、杏子？盖桂枝汤所治之外感，乃虚人外感，桂枝汤辛甘化阳、酸甘化阴，轻补阴阳，更加生姜、甘草、大枣及啜粥，益胃气，扶正以祛邪。《金匮要略》虚劳篇八方，竟有四方皆桂枝汤加减，用以治虚劳，故桂枝汤扶正之功昭然。本案虽非缓脉，然弦数按之减，与缓脉同义，皆为正气不足，故用桂枝汤调营卫，扶正以祛邪。加厚朴、杏子、紫菀以降肺气。

例2：寒伏于肺

刘某，女，21岁。2006年10月2日初诊。

外感愈后咳不止，已半月余。疲倦，上午听课困。

脉右沉弦滑，左弦无力。舌可，苔白。

证属：寒邪伏肺，肝阳馁弱。

法宜：宣肺散寒，佐以温肝。

方宗：小青龙汤。

麻黄 7g	桂枝 9g	白芍 9g	干姜 6g
细辛 5g	五味子 5g	半夏 9g	炙甘草 7g
炮附子 12g	生黄芪 12g	当归 12g	柴胡 8g

3剂，水煎服。加辅汗三法，取汗。

10月6日二诊：汗出咳减，右颊及目微痛。脉弦滑减。舌可。上方加防风7g、白芷7g。7剂，水煎服。

按：外感后，余邪未尽，寒伏于肺而咳，阳气不敷而困倦。左脉弦无力，乃肝阳馁弱，故予小青龙汤散寒化饮以宣肺，加附子以温肝阳，当归补肝体，黄芪益肝气，柴胡升肝气，共补肝之馁弱。"凡十一脏皆取决于胆"，肝胆春生之气升，生机勃发，升降出入复常，咳顿减，精力增。

设本案予小青龙汤散寒宣肺化饮，不予汗法，寒饮能除否？临床亦曾屡用小青龙汤而不加辅汗三法以求汗，寒饮亦可渐除，但不如加汗法之迅捷且效彰。

例3：寒饮伤肺咳喘

盖某，男，43岁。2007年11月5日初诊。

于今年8月23日劳累汗出恣饮冷水后，咳喘气短，胸憋闷，说话时咳喘剧，痰不多，流涕。

脉弦紧寸沉。舌可，苔白厚腻。

证属：寒饮伤肺，肺失宣降。

法宜：散寒宣肺化饮。

方宗：小青龙汤。

麻黄9g	桂枝10g	细辛7g	半夏12g
干姜8g	白芍10g	五味子4g	杏仁12g
川厚朴10g	生姜10片		

3剂，水煎服。加辅汗三法，取汗。

11月9日二诊：药后汗透，咳喘、胸憋除。

脉弦缓，左减。舌可，苔白。

桂枝10g	茯苓15g	白术10g	炙甘草6g
干姜7g	炮附子12g	半夏10g	

7剂，水煎服。

按：劳累汗出，寒饮激肺，肺气被遏而失宣降，致咳喘憋闷。小青龙汤散寒化饮，宣畅肺气，开达玄府，于证切合，更加辅汗三法，令其汗透邪散。再诊，紧除，知寒已散；脉减，知阳未充，故以苓桂术甘汤温化寒饮，更加干姜、附子以复阳。

八、眼疾、喉痹

头面部诸窍乃清窍，赖清阳之奉养。清阳不升，则机窍失灵。清阳不能上达的原因，不外虚实两类：一是邪阻，清阳不升，此为实；一是阳气虚衰，清阳无力上达，此为虚。若阴邪所客而阻遏清阳，机窍失灵者，无论邪客肌表、经络、脏腑，或病之新久，只要见痉、寒、痛三征者，皆当汗之，使邪散而阳升。若脉痉而减或无力者，伴阳气不足，法当温阳益气散寒。若兼他邪者，则兼顾他邪。

例1：寒凝喉痹

及某，男，30 岁。2005 年 6 月 24 日初诊。

1 年前外感后咽炎，咽干痛，音嘶哑，咽痛如被砂纸磨，曾用多种抗生素、喷雾剂、中药清热解毒、养阴利咽等皆未效，他可。

脉沉滞，舌稍暗。

证属：寒凝喉痹。

法宜：散寒利咽。

方宗：麻黄附子细辛汤。

| 麻黄 7g | 炮附子 12g | 细辛 6g | 干姜 6g |
| 炙甘草 8g | 桔梗 10g | 半夏 15g | |

2 剂，水煎服。加辅汗三法，取汗。

6 月 28 日二诊：药后畅汗，咽干痛立减，声嘶亦大见好转。

脉已不拘，但脉力稍逊。舌稍暗，苔白。

| 干姜 6g | 炙甘草 8g | 半夏 15g | 桔梗 10g |

4 剂，水煎服。

7 月 2 日三诊：咽已利，声已复，他无不适，上方继服 7 剂。

按：咽为肺之门户，咽有多条经脉循行，外邪所客、五志化火、阴虚不能上承等诸多原因，皆可咽痛声喑。本案脉沉滞乃寒凝之象，则此喉痹当因寒而发，故予麻黄附子细辛汤合桔梗汤、半夏散，温阳散寒，化痰散结。汗出寒散而症著减，继予干姜甘草汤温阳而瘥。

例2：阳虚寒痹而喑哑

刘某，女，40岁。2006年3月3日初诊。

喑哑已10个月，头昏沉，气短喜太息。

脉沉紧滞无力。舌尚可。

证属：阳虚阴盛喉痹。

法宜：温阳散寒。

方宗：小青龙汤加减。

麻黄 7g	桂枝 10g	细辛 6g	干姜 6g
炮附子 12g	半夏 10g	白芍 10g	五味子 6g
蝉蜕 6g			

3剂，水煎服。加辅汗三法，取汗。

3月6日二诊：药后已汗，咽已不哑。尚觉头昏气短。

上方加党参12g、生黄芪12g、升麻5g，改麻黄为5g，4剂，水煎服，日1剂。

按：脉沉紧滞无力，乃阳虚阴盛之脉。阴寒凝痹，肺失宣降而喑哑。温阳散寒，解其阴凝，肺气畅，咽自利。

慢性咽炎，临床常见，多以火热论之，西医消炎、中医清热解毒养阴之类，多久治不愈，其因于阳虚阴凝而喉痹者恒多，只要见阴脉，即可温散，不必畏惧。

例3：目胀痛（青光眼）

许某，女，43岁。1990年4月6日初诊。

目胀痛，视物模糊，头痛，恶心，呕吐，右胁胀，腰酸，白带多，便干。眼科检查：眼压高，诊为青光眼。

脉弦缓滑。舌尖略红，苔白少。

证属：饮邪上干，清阳不升。

治宜：化饮升清。

方宗：五苓散合升降散。

桂枝 8g	白术 8g	泽泻 30g	猪苓 9g
茯苓 12g	僵蚕 10g	蝉蜕 7g	姜黄 7g
大黄 4g			

2 剂，水煎服。2 小时服 1 煎，多饮暖水，温覆，取汗。

4 月 9 日二诊：药后得透汗，头目胀痛均著减，视物较清，恶心呕吐除。患者自行触诊，眼压已不高。继予上方加蒺藜 9g、茺蔚子 9g。7 剂，水煎服。

按： 目为清窍，必清阳以上奉。水饮上干，则清阳不升，目痛、模糊、头痛之所由作。五苓散所治之"吐涎沫而癫眩"，本案与之相符。饮邪内停格拒则吐，同于水逆；上干于颠则冒瞀如癫。眩有二解，一为眩者黑也，目黑冒金星，视物不清；一为眩者旋也、运也，冒眩状。通阳发汗，通利三焦，阳得升布，阴霾自消。从饮治目疾，乃一大法门，吾虽非眼病专科，然病饮者常有，吾屡用化饮诸方而获效，五苓散乃吾用之较多者。每用辄采用发汗法，以通利三焦，畅达纹理网络系统，使阳气布散，水饮自除。

九、头痛

头痛是指以头痛为主症者，无论中医还是西医，头痛原因颇多。

头为诸阳之会，须清阳以奉养。邪气阻遏，清阳不升；或正气虚衰，清阳不升，皆可引起头痛。阻遏阳升的邪气之中，寒邪是常见的一种。寒邪外客，阻遏经脉，经脉缩蜷而痛。散寒发汗是治疗头痛的一大法门，兼阳虚者，则温阳散寒发汗；兼他邪者，则兼顾他邪。若纯为阳虚而阴凝者，以麻黄、附子细辛汤为代表的温阳散寒法亦可用之，不过，此时的麻黄细辛，已不是用以发汗，而是鼓荡阳气之升发，以解寒凝。

例1：阳虚寒袭经络

崔某，女，31岁。2004年11月1日初诊。

头痛一年余，遇冷则重，眉棱骨痛著，自肩至耳后一条筋痛，转头则痛重，转动受限。

脉弦紧数，按之不实，舌可。

证属：阳虚，寒袭经络。

法宜：温阳散寒。

方宗：麻黄附子细辛汤。

麻黄6g	炮附子12g	细辛6g	川芎8g
当归12g	桂枝10g	白芍10g	炙甘草6g
葛根12g	生姜6片	大枣6枚	

3剂，水煎服，日4服。服后啜粥，温覆令汗。

11月4日二诊：药后未汗，痛如上，仍以上方加减，至12月13日，共服28剂，头痛已止，耳后筋痛已不著，按之尚隐痛，头颈转动自如，其他可。脉弦滑，按之稍差。寒渐解，正气虽复未盛，宗阳和汤加味，温阳养血解寒凝。

麻黄4g	熟地黄15g	鹿角胶15g	白芥子8g
肉桂5g	炮姜炭5g	吴茱萸6g	川芎7g
当归12g	白芍12g	炙甘草7g	

7剂，水煎服。

按： 脉弦紧，此乃寒邪收引凝泣之脉；按之减，乃阳虚之象，故诊为阳虚寒凝。数脉，本为热象，然按之减乃虚脉，其数乃因虚而数，愈数愈虚，愈虚愈数。无力之数，当予温补，故此案虽有脉数，仍诊为阳虚寒凝。予麻黄附子细辛汤温阳散寒。加用辅汗三法，欲使邪从汗解。然未汗出，或将息不得法所致。连服30剂，痛渐除，脉转弦滑。弦与滑，皆阳中之阴脉，且按之稍差，示寒渐解，正气虽复未盛，故仍予扶正解余寒，方宗阳和汤。阳和汤虽为治阴疽痰核之名方，其方义为养血温阳，解寒痰凝结，移用于本案以治正虚寒凝之头痛，亦切合病机。明了病机与治法，诸方可随手拈来，灵活化裁，常可拓展原方的应用范围，获得突兀疗效。方在我用。

例 2：伏寒凝痹

卢某，女，46 岁。2004 年 11 月 19 日初诊。

左侧头痛且胀，已 4 年，痛重时干哕、呕吐、胸闷、心慌，经期尤著，寐差多梦，左耳背多年，左目迎风流泪，左颊及耳后不舒，有异样感觉，咽窒塞有痰，嗳气，身无力，窜痛。曾做心电图，正常。

脉沉弦紧滞。舌尚可。

证属：伏寒凝闭。

法宜：温阳散寒。

方宗：麻黄附子细辛汤合吴茱萸汤。

| 麻黄 8g | 炮附子 15g | 灸川乌 12g | 细辛 7g |
| 吴茱萸 7g | 党参 15g | 灸甘草 8g | 生姜 12g |

2 剂，水煎服，4 小时服 1 煎，啜粥温覆令汗。无汗继服，汗透止后服。

11 月 21 日二诊：连服 3 煎，已得透汗，头痛、咽窒、身痛顿减，周身轻松。脉弦，力逊。寒虽解，阳未复，予当归四逆汤合吴茱萸汤加减。

桂枝 12g	白芍 12g	细辛 5g	灸甘草 7g
通草 7g	当归 12g	川芎 8g	吴茱萸 7g
党参 12g	生姜 7 片		

12 月 17 日三诊：上方加减，共服 24 剂，除耳尚背外，已无任何不适。脉弦缓，上方加柴胡 8g、生黄芪 12g，继服 10 剂。

按：脉弦紧滞，此为寒凝之象。寒邪久羁，经脉不通而头痛、身痛；痹于胸则胸闷、寐差、心慌；干于胃则干哕、呕吐；扰于清窍而耳背、流泪。

寒邪久羁，缘于阳虚，既不能驱邪外出，又不能从阳化热，致感已数载，仍为寒凝。阳虚寒凝，法当温阳散寒，宗麻黄附子细辛汤合吴茱萸汤，服之令汗，以祛寒邪。

麻黄附子细辛汤，虽药仅三味，却确立了温阳散寒的一大法则，后世众多温阳散寒诸方，皆由兹化裁而来。故麻黄附子细辛汤乃温阳散寒之祖方。

例 3：营卫不和

尹某，男，22 岁，学生。2005 年 5 月 23 日初诊。

阵头痛、头昏已 2 年，胸闷，口糜。

脉弦细虚数。舌嫩红，少苔。

证属：营卫两虚。

法宜：调和营卫。

方宗：桂枝汤。

桂枝 10g	白芍 10g	炙甘草 7g	生姜 4 片
大枣 7 枚			

7 剂，水煎服。

5 月 30 日二诊：头昏痛减，胸未闷，仍口糜。脉弦缓，左尺偏旺，舌嫩红，苔少。左尺偏旺，乃相火动，上方 7 剂，加服知柏地黄丸 2 盒，每服 2 丸，日 2 次。

五一假后来告，头已不昏痛，口糜退。

按：桂枝汤为《伤寒论》之首方，功能调和营卫，解肌发汗，治太阳中风证。

《伤寒论》三纲鼎立，当为中风、伤寒、温病。阳明为成温之渊薮，所以温病的论治在阳明篇，大法为非清即下，非下即清。伤寒、中风，由于阴阳寒热转化，而见于六经。太阳中风，实乃虚人外感，桂枝汤为扶正以祛邪；其解肌发汗，实乃益胃气、助营卫，自然而出之正汗，非强发其汗。桂枝汤辛甘化阳，酸甘化阴，而以生姜、甘草、大枣及啜粥温覆以助胃气，使正复乃汗出，驱邪外出。桂枝汤助营卫，益胃气，轻补阴阳之剂，称其为补剂、和剂为妥，归于解表发汗剂，有失其本义。观《金匮要略·血痹虚劳病脉证并治》篇，共列八方，而桂枝汤加减者居其四，而且所治皆虚劳较重之证。散见其他篇中以桂枝汤加减调补阴阳者，更是俯拾皆是，可见桂枝汤作为调补阴阳的重要价值。《伤寒论》《金匮要略》的大部分方子，皆可看成桂枝汤方及法的衍生方，难怪许多医家都盛赞桂枝汤为群方之首，诚有至理。

本案，脉弦细虚数，正是阴阳两虚之脉，细为阴虚，虚乃阳虚，数乃因虚而数。阴阳两虚，经脉失于温养拘急而弦。寸口经脉可弦，头之经脉亦可失于温养而拘、而痛。故方选桂枝汤，调营卫，益阴阳，治其头痛。胸闷者，胸阳不振使然，桂枝甘草通心阳，胸闷自除。

例4：阳虚寒痹，精神抑郁

肖某，女，17岁。2007年1月12日初诊。

自12岁，不明原因忧郁、恐惧、屡想自杀，困倦、嗜睡，逐渐加重，可整天睡不醒，头痛，如有缩胀感，上午重。尚坚持上课，他可。脉沉弦紧数。舌可。

证属：寒邪痹郁，阳气不运。

法宜：发汗散寒。

方宗：五积散。

麻黄6g	苍术10g	赤芍12g	白芍12g
当归12g	川芎8g	炒枳壳8g	桂枝12g
干姜6g	茯苓12g	川厚朴8g	陈皮9g
半夏12g	白芷8g	细辛6g	桔梗9g
蒲黄9g	生姜10g	葱白1茎	

3剂，水煎服。加用辅汗三法，取汗。

1月15日二诊：药后汗出，症状略有改善。小便频急，反复发作。大便干，二三日一解，腹胀。脉沉弦紧数略减，舌略淡，苔白。方宗：桂甘姜枣麻辛附汤。

麻黄5g	桂枝12g	细辛5g	炙甘草7g
炮附子15g	干姜6g	黄芪12g	大枣5枚

4月2日三诊：上方加红参、淫羊藿、肉苁蓉，共服56剂，春节期间停诊未服。困倦、嗜睡、头痛如有缩胀感已除，忧郁烦躁亦明显减轻，晚自习时尚烦躁、恐惧。脉弦数减。舌可，苔白。

证属：肝阳馁弱，相火内郁。

法宜：温肝升阳，清其相火。

方宗：乌梅丸。

乌梅8g	炮附子12g	干姜6g	桂枝10g
川椒6g	细辛6g	黄连10g	当归12g

| 党参 12g | 黄柏 6g | 半夏 12g | 益智仁 10g |
| 肉苁蓉 18g | 巴戟天 12g | | |

4月23日四诊：上方共服21剂，嗜睡、困倦、头痛除，忧郁、烦乱已不著，至晚尚有轻微恐惧感，尿略急，他可。上方14剂，水煎服，未再诊。

按：经云："阳气者，精则养神。"又云："升降出入，无器不有。升降息则气立孤绝，出入废则神机化灭。"阳气旺盛，升降出入不息，人则神昌，若阳气虚馁，或升降出入被遏，则神殃而委靡，但欲寐。

此案抑郁、恐惧、欲自戕，乃神殃；困倦、嗜睡乃阳不运。脉沉弦紧，此乃寒痹使然，脉数者，乃寒痹阳郁。法当散寒，通达阳气。汗后仍沉弦紧数，然脉已减，阴凝未除，阳虚气象已露，改予桂甘姜枣麻辛附汤，转其大气。此大气者，乃人身之阳气也，犹天空之一轮红日，红日当空，阳运周环，天运朗朗，邪无可避，阴霾自散。阳运而神昌，诸症渐轻。

三诊改用乌梅丸者，因其脉弦减且恐惧烦躁。弦主肝，弦为阳中之阴脉，减为不足。肝阳馁弱，一阳不升，肝虚而恐惧。然肝内寄相火，肝虚，相火不能伴君火以游行周身，则相火郁而为热，热内扰而烦，致成寒热错杂证。乌梅丸补肝之虚，调其寒热，令一阳升，方能春生夏长，生机盎然。

本案前后三变，一用五积散，散寒通阳；二用桂甘姜枣麻辛附汤，转其大气；三用乌梅丸，令一阳升。虽方药有别，然皆遵"阳气者，精则养神"之经旨，始终着眼于阳气的升发与运转，幸尔获效。

例5：阳虚阴凝

贾某，女，48岁。2010年4月23日初诊。

后头窜痛憎胀，视物模糊流泪，洒淅恶寒，困倦乏力，手足麻、腰腿痛，经前期。

脉沉细小迟无力。舌淡。

证属：阳虚阴凝。

法宜：温阳散寒。

方宗：麻黄附子细辛汤合补中益气汤。

麻黄 7g	炮附子 15g	干姜 6g	细辛 5g
桂枝 12g	白芍 12g	黄芪 12g	党参 12g
白术 10g	当归 12g	陈皮 6g	升麻 6g
柴胡 8g	炙甘草 7g	生姜 10g	葱白 1 茎。

3 剂，水煎服。加辅汗三法，取汗。

4 月 26 日二诊：药后汗透，恶寒、腰腿痛、手麻除，头痛、流泪减未已，足趾尚麻。脉沉小滑迟无力，舌淡。上方去麻黄、葱白，加吴茱萸 7g、川芎 7g、羌活 7g。7 剂，水煎服。

按：本案脉沉细小迟无力，意同少阴证之脉微细，本应扶阳忌汗，何以仍用汗法汗之？概恶寒、身痛、手足麻，皆阴寒凝泣之象，此时在扶阳益气基础上，用麻黄、桂枝，目的不在于散寒邪，因无寒邪可散，意在通阳解寒凝，振奋阳气。此证汗之，是也，非也？以实践为据，汗后并未出现亡阳之象，诸症或已或减，当属有效，方证尚应。看来，阳虚阴凝者，在扶正的基础上，汗法亦可酌而用之。此时之汗法，方义已变，非为散客寒，而是为了通阳解寒凝，振奋阳气。

例 6：寒邪痹郁，一汗再汗

王某，女，60 岁。2009 年 10 月 13 日初诊。

头胀晕，目干已四五个月，近日牙痛，其他可。血压（−）。

脉沉伏而拘。舌可，苔微黄。

证属：寒邪痹郁。

法宜：散寒升阳。

方宗：麻黄汤。

| 麻黄 9g | 桂枝 10g | 生姜 10 片 | 炙甘草 7g |
| 川芎 8g | 羌活 8g | | |

2 剂，水煎服。加辅汗三法，取汗。

10 月 16 日二诊：药后汗透，头已不胀，眼亦不干。脉仍沉伏而拘。舌同上。上方加细辛 6g。4 剂，水煎服。

10 月 20 日三诊：晚饭后仍觉头胀痛。患者云，用汗法后，汗出则觉头脑清亮，不汗出则效果不大，因此每次服药皆自行用发汗法发汗，近

3天未头痛目干。然脉仍沉拘。舌红少苔。上方加白芍10g。4剂，水煎服，后未再诊。

按：一诊脉沉伏而拘，此乃寒凝之脉，其头胀痛，乃寒凝经脉不通而痛；其目干，亦因寒凝经脉，阴血不能上濡而干。故予麻黄汤发汗散寒，因寒未涉肺，无咳喘，故去杏仁。头为至颠，至颠之上唯风可到，故方中加川芎、羌活，升阳散寒。

一汗而症著减，不汗则效不著。患者又自行发汗4次，未见过汗伤阴、亡阳，或内传之变，反觉身轻松，头清凉。这就提出一个重要问题，即发汗的度的问题。究竟汗法的最佳标准是什么？

吾提出发汗法的最佳标准是正汗，这是依据仲景桂枝汤将息法的标准提出来的。只要见正汗出就停后服，不必尽剂。但仲景于第48条中，还提出了一项已发汗，但汗出不彻，仍须继续发汗的标准，曰："以汗出不彻故也，更发汗则愈。何以知汗出不彻？以脉涩故知也。"本案即已汗后，脉仍沉伏而拘，意同脉涩，当属汗出未彻者，理应更发汗。但仲景又有汗后不可再汗之诫，所以二诊时，未敢再用辅汗三法令其再汗。但不发汗，效果并不好，病家自行连续发汗4次，合初诊的1次发汗当连续发汗5次之多，反倒症除身爽，未见变故。

若脉涩为汗出不彻，此人连续5次发汗，脉仍沉拘，还是汗出不彻须更发汗吗？显然不可能将发汗作为常法。此屡汗脉仍拘，当转而扶正，或温阳益气，或益精血，不当屡汗，以防变故。临床确有一汗再汗而脉仍痉者，后继当如何治疗，确须探讨，并敬俟明者。

十、广义汗法

前已述及，发汗法分狭义汗法与广义汗法。

广义汗法，包括汗、吐、下、温、清、补、和、消八法。不论是祛邪还是扶正，凡能使阴阳调和，阳加于阴而正汗出者，皆为广义发汗法。若虽施八法而未见正汗出，或所出者为邪汗，皆非广义汗法。

广义汗法的意义，在于正汗出，标志着阴阳已和，临床可据此正汗以推断病情之转归、预后，即测汗法。

例 1：脾肺气虚于上夹痰，肾水亏相火旺于下

赵某，男，72 岁。2009 年 11 月 6 日初诊。

发作性心悸、气短，已 2 年。近半年来，咳嗽痰少，纳差，寐易醒，二便可，下肢无水肿。曾于 2007 年两次住院，诊为老年性瓣膜病，房颤，心力衰竭。2008 年肾癌，右肾切除。即刻血压 100/60mmHg。脉弦拘无力寸著，尺脉旺。舌红，苔腻。

证属：气虚痰阻，水亏相火旺。

法宜：益气化痰，滋水泻相火。

方宗：补中益气合二陈汤、大补阴丸。

论汗法（第 2 版）

红参 10g	炙黄芪 15g	白术 12g	当归 12g
陈皮 10g	炙甘草 6g	升麻 6g	柴胡 6g
炒枣仁 20g	远志 10g	半夏 15g	茯苓 15g
竹茹 6g	熟地黄 15g	龟甲 20g	牡丹皮 10g
知母 6g	黄柏 6g		

7 剂，水煎服。

11 月 16 日二诊：上症稍减，脉如上，尺旺按之减。舌已不红，腻苔退，舌根苔未净。上方去牡丹皮、知母、黄柏，加山茱萸 15g、五味子 6g、巴戟天 15g。

7 剂，水煎服。

12 月 14 日三诊：药后曾出汗 1 次，上症已不著。脉转弦濡缓，寸弱，尺已平。根苔已退。依上方去熟地黄、龟甲、竹茹，改陈皮为 6g。

14 剂，水煎服。

按：头晕、心悸、气短，可因多种原因而引发。仅凭上症，其病机难以遽断。若依舌诊来断，舌红苔腻，当为湿阻热伏所致，法当化湿清热。然脉弦拘无力寸著，且参伍不调，当属气虚痰阻，清阳不升，故头晕、心悸、气短。其咳者，乃土不生金，脾肺气虚且痰阻，肺失肃降而咳。法当益气升清化痰，予补中益气汤合二陈汤，方证相应，尚属恰当。

余审之，脉舌症如上述，唯增尺旺，按之并不虚，此相火旺之脉，故予原方增大补阴丸以制相火。

尺脉何以旺？皆知土克水。五行与五脏相配，心火、肺金、脾土、肝木、肾水。土能克水之水，乃指肾而言。肾乃水火之脏，真阴真阳所居，乃人身阴阳之根。土能克水，皆知土可制水饮上泛，但言土尚能制相火者鲜，致对东垣以甘温除大热主以补中益气汤者，多困惑不解，或曰阳虚，或曰阴虚，或曰湿阻，皆因对土能克水理解片面。

东垣于《脾胃论》中，解释甘温除大热用补中益气汤之机理时曰："脾胃气虚，则下流于肾，阴火得以乘其土位。"何为阴火？曰："阴火者，起于下焦，相火，下焦包络之火，元气之贼也。火与元气不两立，一胜则一负。"这明确指出是由于脾胃气虚，导致相火动。所以土克水，不仅制水饮上泛，亦制肾中相火妄动。

本案之尺脉旺，亦因脾肺气虚，上虚不能制下，因而相火妄动。如何治之？按东垣所云，当径予益气升清即可制相火之妄动，但余却把握不好。土虚固宜健脾益气升阳，但相火妄动之时，升阳恐助其相火之升动，两相掣碍，故余健脾益气升阳之时，恒加大补阴丸，防其相火更加升动。此即本案加大补阴丸之考虑。若尺虽旺，按之无力者，则非大补阴丸所宜，当予引火归原。此种脉象虽少，但并不罕见，当进一步求索。所幸者服之症渐轻，且尺已平，证治与病情尚符，可谓临证之一得乎。

三诊时，曾云汗出，这值得引起注意。此汗，当为不汗而汗之正汗。张锡纯云："发汗原无定法，当视其阴阳所虚之处而调补之，或因其病机而利导之，皆能出汗，非必发汗之药始能汗也。"何以为汗，经云："阳加于阴谓之汗。"必阴阳充，气机畅方能阳施阴布以为汗。据此汗，可推知阴阳已然调和，故症减尺平。此乃测汗法。

苔腻，乃湿气重，何以加大补阴丸，不虑其碍湿乎？吴鞠通于湿温篇中曾明确指出，有湿浊者，"润之则病深不解"。且曰："湿气弥漫，本无形质，以重浊滋味之药治之，愈治愈坏。"湿禁养阴，亦不可一概而论。仲景之白头翁加阿胶法，开湿热加养阴之法门。龙胆泻肝汤治肝胆湿热，反加生地黄；局方甘露饮治胃中湿热，反用天冬、麦冬、生地黄、熟地黄与石斛，可见湿热盛者，养阴之品未必皆禁。何时加养阴之品？一是苔厚而干，湿未化而津已伤，当加养阴生津之品，湿方得化。二是白苔绛底者，乃湿未化，而热伏入阴者，当加清营养阴之品，以防窍闭。路志正老师提出"湿盛则燥"这一论点，真乃卓见。皆知湿与燥相互对立，而湿盛则燥无人论及。何也？湿乃津液停蓄而化。水湿痰饮一类，皆津液停蓄所化。津液停蓄，既已化为水湿痰饮，则正常之津液必亏，津亏则燥化，此即"邪水盛一分，正水少一分"之理。湿既盛，津必亏，故化湿之时，佐以养阴生津之品，不仅不禁，反切合医理。此案苔腻反加大补阴丸，因其尺旺，乃阴不制阳，用之不仅未碍，腻苔反化，此即湿盛燥生之佐证。陆老这一卓见，独具慧眼，实为发皇古义出新说之典范，吾辈之楷模。

例2：气虚相火旺

刘某，男，51岁，2009年11月30日初诊。

患者发热10天，体温37.9℃～39℃，不觉恶寒。咳嗽，后半夜较重，痰鸣，不欲食，恶心，无汗，便可。

舌稍暗晦，苔白。脉浮弦数，沉取阳脉无力，尺弦细数。

证属：阳气虚，肾水亏。

方宗：理阴煎和补中益气汤加减。

熟地黄 40g	当归 12g	炮姜 7g	生晒参 12g
生黄芪 12g	白术 12g	升麻 6g	柴胡 9g
知母 6g			

5剂，水煎服。日3服。

12月4日二诊：患者白天发热，体温39℃左右，最高达39.7℃，夜间不热，恶寒不著，无汗，仍咳嗽痰多，头晕，近两日加重，恶心，无食欲，每日能睡三四个小时，脉舌同上。仍宗前法。方宗：理阴煎和补中益气汤加减。

熟地黄 40g	山萸肉 30g	当归 12g	干姜 7g
肉桂 5g	炙甘草 9g	生黄芪 12g	红参 10g
白术 10g	升麻 7g	柴胡 9g	葶苈子 12g
泽泻 15g			

5剂，水煎服，日3服。

12月8日三诊：患者汗出，发热减轻，体温37.4℃，咳嗽加重，咳剧时出汗，痰多，头晕，咳不成寐，便稀，日两次，脉浮取弦数，沉取阳无力，促数急，舌晦。上方加茯苓15g、半夏12g、前胡12g。7剂，水煎服，日2服。

12月14日四诊：患者目前体温36.8℃，无力，须搀扶而行，不欲食，咳嗽，痰多，有汗。

舌嫩红少苔、润。脉弱无力，左尺弦细数无力，右尺已平。

证属：阳气虚馁，肾水未复。

法宜：益气温阳，佐以益阴。

| 熟地黄 28g | 山萸肉 12g | 当归 12g | 干姜 8g |
| 红参 15g | 炙甘草 9g | 炮附子 15g（先煎） | |

7剂，水煎服，日2服。

12月21日五诊：患者未再出现发热，咳嗽减轻，食增，大小便正常。

舌同上，脉阳弱，尺尚细数。

证属：阳气虚馁，阴水未复。

上方加五味子7g、龟甲25g（先煎）。7剂，水煎服，日2服。

12月28日六诊：患者未热，咳轻，痰少，食增，精力增，头晕紧，他尚可。

舌嫩绛，苔白少剥。脉阳弦细无力，尺弦细。

熟地黄 28g	山萸肉 12g	当归 12g	干姜 8g
红参 15g	炙甘草 9g	炙黄芪 12g	炮附子 15g（先煎）
茯苓 15g	五味子 7g		

14剂，水煎服，1日2服，进一步调理而愈。

按：患者素体虚弱，有慢性咳嗽咳痰史数年。此次无明显诱因出现高热、咳嗽等不适，诊其脉，寸关无力，尺弦细数。无力为虚，阳脉无力为阳虚中气不足之象；尺以候肾，弦细数为肾阴不足之征。高热不退，温补阴分，滋阴托邪，用大量熟地黄治之，确为景岳一大创新。一般而言，高热不退，外邪未解之时，孰敢用大剂熟地黄，不虑其滋阴恋邪乎？临床固然不乏阴虚外感者，可养阴散邪。但此方不仅重用熟地黄，且无散邪之品。阴虚外感者，可养阴散邪，谁用温补阴分？用大量熟地黄的同时，加温燥之当归，辛热之干姜、肉桂，此方迥异于一般滋阴解表方。如一般皆以《通俗伤寒论》之加减葳蕤汤为阴虚外感之代表方，养阴药仅葳蕤二三钱，谁用熟地黄至一二两？所以此方确卓尔不群。有补精血以振奋阳气，祛邪外出之作用。《杂症谟·非风》谓："夫人生于阳而根于阴，根本衰则人必病，根本败则人必危，所谓根本者真阴也。"《治形论》又曰："善治病者，可不先治此形，以为兴复之基乎。虽治形之法，非止一端，而形以阴言，实惟精血二字足以尽之。所以欲祛外邪，非从精血不能利而达；欲固中气，非从精血不能蓄而强。水中有真气，火中有真液，不从精血，何以使之降升？脾为五脏之根本，肾为五脏之化源，不从精血，何以使之灌溉？。"此方和补中益气汤加减，补益先天及后天，达到温补阴分，振奋阳气，以祛邪外出作用。

例3：阳明腑实，高热不退

张某，男，53岁，干部。1977年4月22日初诊。

高热40℃，入院后又持续10天。曾做了各种检查，未明确诊断，仍是高热待查。用过多种高级抗生素，热依然不退，请余会诊。灼热无汗，头痛肢凉，口舌干燥，腹胀满疼痛拒按，大便已7日未解。

舌红苔燥黄，脉沉实数。

此典型的阳明腑实，予调胃承气汤加减。

生大黄 12g	芒硝 30g	玄参 30g	生甘草 6g

2剂，6小时服1煎。

下午开始服药，仅服1剂便解，初为硬便，后为溏便，共便3次。腹胀痛顿轻，周身微微汗出，身热渐降。至夜半体温已降至正常，翌晨病若失。嘱余剂停服，糜粥调养，勿食油腻厚味，恐食复。

按：阳明热结，身热燔灼，必逐其热结。腑气通，气机畅，阳可敷，津可布，阳加于阴，乃漐漐汗出，此乃正汗，标志里解表和，阴阳已调。承气汤本非汗剂，然逐其热结，气机畅达，阴阳升降出入复常，不汗而汗，当为广义汗法。此即张锡纯所云："发汗原无定法，当视其阴阳所虚之处而调补之，或因其病机而利导之，皆能出汗，非必发汗之药始能汗也。"又曰："白虎汤与白虎加人参汤，皆非解表之药，而用之得当，虽在下后，犹可须臾得汗。不但此也，即承气汤，亦可为汗解之药，亦视乎用之何如耳。"又云："寒温之证，原忌用黏腻滋阴、甘寒清火，以其能留邪也。而用以为发汗之助，则转能逐邪外出，是药在人用耳。"本案汗出，确如张氏所言。

例4：肝虚呕吐

冯某，女，35岁，职员。1995年1月11日初诊。

经前目痛，呕吐，眼不痛不呕。吐尽食物后，继则吐涎沫，吐时手足凉。心悸不能主，心中热，喝些许凉水反觉舒服。寒热交作，一阵冷得发抖，一阵又热如火烤，一日发作两三次，经行如烂肉，腹痛。

脉沉弦涩无力，舌淡尖有瘀点，苔白。

此肝虚寒热错杂，肝虚目失养，目系拘急而作痛；厥气上逆而心悸心热，干于胃而呕吐；阴阳胜负则寒热交作；肝主冲脉，肝失疏达而血不行，致痛经，瘀血杂下如烂肉。诸症皆因肝虚所致，故予乌梅丸主之。

乌梅 7g	桂枝 9g	炮附子 8g	细辛 4g
川椒 5g	干姜 6g	党参 10g	当归 12g
黄连 9g	黄柏 5g		

3剂，水煎服，羚羊角3g另煎兑服。

1月15日二诊：目已舒适，寒热未作，诸症皆减。自病以来无汗，药后已见汗出。上方加吴茱萸5g，3剂，水煎服。诸症皆除，嘱再次行经可加蒲黄、五灵脂。

按： 肝主筋，开窍于目，目系亦属筋，肝虚目系失于温养，则目系急而目痛。肝主冲，冲脉为病，逆气里急。肝虚，冲失镇摄，冲气上逆，干于胃而呕，扰于心而悸。乌梅丸温肝，复其固冲之职，冲气之逆自然敛降而呕止矣。

肝阳馁弱，一阳不升，升降出入乖戾。复其阳，阳可敷布，气化令行，故阳加于阴而为汗。乌梅丸本非汗剂，然不汗而汗，因阴阳和，故正汗出，诸症消，此亦广汗法。

例 5：气虚发热

韩某，女，31 岁，棉纺厂工人。1994 年 12 月 2 日初诊。

反复发热已 3 年余，近 1 个月来又热，身热不恶寒，体温持续 37.1℃～37.8℃，上午较重，劳则热张，伴有头晕、心悸、气短、胃脘向腔内抽痛，心空有饥饿感，疲乏无力，动则汗出，纳少便溏，面色萎黄，语言低微。

唇舌淡红，苔薄白，脉无力。

证属：气虚发热。

法宜：甘温除热法。

方宗：补中益气汤加减。

论汗法（第 2 版）

炙黄芪 15g	党参 15g	白术 10g	陈皮 8g
升麻 6g	当归身 12g	柴胡 8g	葛根 15g
甘草 6g			

3 剂。

12 月 19 日二诊：药后未见变化，昨日有一阵心慌，气短，有气接不上之感，大汗出，欲虚脱状，卧床休息片刻方觉好转，舌淡，苔薄白，脉无力，上方加山茱萸 20g，7 剂。

1 月 15 日三诊：药后头晕、心悸、气短均减，胃脘痛愈。纳增，二便正常。体温在 37.1℃～37.3℃，面色转红润，舌正常，苔薄白，脉无力。上方再进 7 剂。

1 月 24 日四诊：稍感头晕气短，体温仍在 37.1℃～37.3℃，其他尚好，舌正常，苔薄白，脉较前有力。月经 12 月 28 日来潮，量少色淡，无块，10 余日方净，本月 20 日又来潮，色淡，量很少，现仍未净。证为气虚统摄无力，以致月经提前，经期延长，上方加仙鹤草 15g、荆芥炭 10g、阿胶 15g（烊化），5 剂。

2 月 4 日五诊：上药服 3 剂血即止。身已不热，体温 36.7℃左右，舌正常。

按：纳少便溏，胃脘向内抽痛，并有饥饿感，为脾虚之证，脾为气血生化之源，脾虚气亏，不能充养头脑则头晕，气虚则气短乏力，面色萎黄，语言低微；气血不足则心悸，唇舌淡，脉无力，总之一派气虚之象。气衰则阴火旺，故身热，体温升高。《脾胃论》曰："脾胃气衰，元气不足，而心火独盛。心火者，阴火也，起于下焦。"《兰室秘藏》曰："有所劳倦，形气衰少，谷气不盛，上焦不行，下脘不通，而胃气热，热气蒸胸中，故内热。"

劳倦伤脾，以致气虚发热。《内经》曰"劳者温之""损者益之"。盖甘温能除大热，故用补中益气汤，以补气泻阴火、除大热。方中黄芪、人参、白术、甘草甘温补气除热，甘草泻心火，升麻、柴胡、葛根升提清阳之气，当归和血，陈皮理气散滞，助阳气上升。病中出现虚脱之象，类于战汗之状，加山茱萸以收敛元气，后因气虚不能统血，而出现月经频至且不断，故加止血药。

例6：气虚战汗

尚某，男，40岁，工人。1965年2月12日初诊。

咳喘气短三年余，至冬则重。十几日前，因抬重物而喘剧，胸痛窒闷，时感恶寒，不欲饮食，口中流涎如涌泉，动辄气短心悸，呼吸浅促甚急，犹跑百米之状。

脉弦细无力，舌尖稍红苔白。

余以恶寒无汗而喘急，为外寒引发伏饮，予小青龙汤2剂，病有增无减，反喘急欲脱，脉沉细而弱。忆张锡纯先生升陷汤，治大气下陷，脉虚胸窒，喘促气短难续，颇似此症，改用升陷汤：

人参6g	生黄芪15g	知母6g	桔梗6g
升麻6g	柴胡6g	当归9g	甘草6g

2月27日二诊：昨夜服药后，寒战烦躁，盖被出汗后，顿觉胸中豁然，气短显著减轻，继予升陷汤3剂而安。因遗有胸痛，舌苔黄腻，改用升阳益胃汤加减，方中有陈皮、川厚朴，又觉气短难续似喘。知其大气未复，不耐行气破散，又改从前方6剂，诸症皆除。

按：此案素有哮喘凤根，元气本衰，兼以抬重物努责伤气，致大气下陷，气短难续，气不摄津而涎如泉，复用青龙汤散之，其气更虚，故病转剧。

服升陷汤后，战而后汗者，乃战汗也。战汗多见于温病，谓温病解之以战，而内伤杂病见战汗者，实属罕见。余学识浅薄，读过的医书、医案中，未曾见过。战汗亦有虚实两类，邪伏募原，阻隔表里之气而寒热、头身痛者，溃其伏邪，表里之气通，奋而驱邪外出，可战而汗解；正虚者，待正气来复，奋与邪战，亦可战汗。小柴胡汤之汗出，乃蒸蒸而振，此乃战汗之轻者。小柴胡证本为半阴半阳证，出则三阳，入则三阴。本已正虚，无力驱邪，邪正交争而寒热往来。服小柴胡汤，人参、姜、草、枣助胃气，扶正以祛邪，正气奋与邪争乃蒸蒸而振。此案服升陷汤而战汗者，当为大气复，表里气通，奋与邪争而作战汗。

三诊因苔腻加陈皮、厚朴行气化浊，因大气始复未盛，不堪行散，故又气短。健壮之人，橘皮尚且泡水饮，而正气馁弱之人，虽陈皮之平亦足以伤气。重病之人，用药必丝丝入扣，来不得半点差池。

例7：血瘀无汗

徐某，男，35岁。1977年7月13日初诊。

肝炎病史12年，1976年底加重。发热无汗，虽酷暑亦干热无汗。体温38℃（±），反复鼻衄，恶心呕吐，不欲食，心中烦热，至夜尤甚。渴喜饮冷，连饮冷水三四碗心中方畅。腹如鼓，脐突，腹围达110cm，阴囊肿如孩头，因腹压大而出现腹股沟斜疝，卧床不能翻身，每日尿量200mL左右。皮肤及巩膜黄染（++），食道中下段及胃底静脉曲张。血小板$22×10^9$/L万，白蛋白与球蛋白比为2.73：9。曾用激素、利尿剂、血浆蛋白等；中药用健脾利尿、清热解毒法等，经中西医结合治疗半年，病情日渐恶化。面色暗滞，肌肤甲错。

脉弦数。舌绛少苔。

证属：瘀血搏结，化热伤阴。

法宜：活血化瘀，软坚散结。

方宜：膈下逐瘀汤加减。

桃仁 9g	红花 9g	五灵脂 15g	赤芍 9g
丹参 15g	牡丹皮 12g	青蒿 12g	郁金 6g

| 生地黄 12g | 银柴胡 6g | 生牡蛎 30g | 海藻 15g |
| 玄参 15g | | | |

服药 23 剂，腹围减至 84cm，每日尿量增至 1800mL。身热、心中烦热、渴喜冷饮、恶心呕吐等症均除，周身已见汗出。改用养阴益气软坚法。10 月中旬，腹水消退后，右胸腔出现大量积液，为悬饮停留胸胁，改用泻肺化瘀法。至 11 月 14 日，胸水全部消失。1978 年 1 月，黄染消退，自觉症状消失，肝功能多次化验正常。钡餐未见食管及胃底静脉曲张，于 1978 年 3 月 12 日出院。又配活血软坚丸药 1 料继服。随访 2 年，情况良好，一直全日工作。

按：本例曾因水势泛滥而用十枣散逐水，初服 0.4g，魄门如烙，未泻。再服加至 0.6g、1g，均未泻水，后用活血软坚法而效。

患者干热无汗，即使盛暑亦无汗，何也？盖因瘀血阻塞，阳气不布，津液不敷，故而无汗。

治疗中，始终未着眼于汗，然瘀热解，气机畅，阳可布，津可敷，反不汗而汗。据此汗可推知瘀热已解，气机已畅，阴阳调和，乃自然而然汗出。发汗原无定法，此案乃为有力明证。地气升为云，天气降为雨；人身亦阴升阳降，阴阳调和，阳加于阴乃为汗。

例 8：中风汗解

杨某，男，49 岁，天津人。2003 年 2 月 19 日初诊。

于 2003 年 1 月 13 日患脑梗死。现左半身软，肢体活动差，语言欠流利，头晕，他可。血压 190/130mmHg。

脉弦滑数。舌偏淡，苔薄腻。

证属：痰热生风。

法宜：清热涤痰，平肝息风。

方宗：黄连温胆汤合平肝息风之品。

黄连 12g	栀子 10g	胆南星 12g	菖蒲 9g
半夏 12g	竹茹 8g	天竺黄 12g	茯苓 12g
赤芍 12g	桃仁 12g	红花 12g	地龙 12g

蜈蚣 30 条	全蝎 10g	僵蚕 12g	钩藤 15g
怀牛膝 15g	生龙骨 30g	生牡蛎 30g	败龟甲 30g
炙鳖甲 30g	人工牛黄 2g（分冲）		

10 剂，水煎服。

3月9日二诊：上方10剂服完后，又自加5剂。服至第3剂后，通身大汗如洗，并腹泻五六次，肢软、活动差、语言欠利等随之好转，耳鸣除，头晕已不著。饮食、睡眠略差。血压140/100mmHg，全部西药已停。

脉弦滑数。舌可，苔薄腻。

上方加姜黄10g、远志10g、焦三仙12g、鸡内金12g。

4月20日三诊：上方共服32剂，诸症除，肢体活动如常，食、眠、二便均可，生活、工作正常。血压维持在120~130/80~90mmHg。

脉弦缓滑。舌可。

原方继服30剂，以固疗效。

按：因脉弦滑数，而诊为痰热生风。风痰走窜经络而肢软欠利，阻于舌本而舌謇。治以清热化痰，平肝息风。本是一般治法，并无特别之处，唯蜈蚣用量较重，取其息风、解痉、剔络。所奇者，本无汗泻之意，竟然汗泻，概因药后邪势挫，阴阳可周行敷布，逐邪外出及汗泻。正如张锡纯所云："人身之有汗，如天地之有雨。天地阴阳和而后雨，人身阴阳和而后汗。"又云："发汗原无定法，当视其阴阳所虚之处而调补之，或因其病机而利导之，皆能出汗，非必发汗之药始能汗也。"白虎汤与白虎加人参汤皆非解表之药，而用之得当，虽在下后，犹可须臾得汗。不但此也，即承气汤，亦可为汗解之药，亦视乎用之何如耳。""寒温之证，原忌用黏腻滋阴，而用之以为发汗之助，则转能逐邪外出，是药在人用耳。"这就是"调剂阴阳，听其自然，非强发汗也。"此案本非发汗之剂，概因涤痰清热之后，邪气松动，阴阳可以施布而自然汗出，此即"发汗原无定法"。既得汗，标志经络通，营卫行，故而肢体欠遂之象随之而解，血压亦随之而降，且维持稳定。

例9：营卫不利而汗出

张某，男，39岁。2009年3月30日初诊。

因血压高，服降压药后出汗，现仍夜间阵汗，心急，已四五年，他可。超声：二尖瓣脱垂、返流。

脉右缓，左反关。舌嫩红，少苔。

证属：营卫不和。

法宜：调和营卫。

方宗：桂枝汤加减。

| 桂枝 12g | 白芍 12g | 炙甘草 8g | 大枣 7 枚 |
| 生姜 5 片 | 生黄芪 15g | | |

3剂，水煎服。加辅汗三法，取汗。

4月2日二诊：药后得微汗，自汗止，心尚欠安。上方加茯苓18g、浮小麦30g。

7剂，水煎服。

按：脉缓汗出，乃营卫不和，腠理不固而汗出。桂枝汤调和营卫，更加黄芪以固表，药后汗止。桂枝汤有双向调节作用，此案可证。

例10：营卫不足

孙某，男，26岁。2006年12月22日初诊。

寐则盗汗，已半年，可湿透衣衾，白天无汗，其他无不适。

脉弦缓。舌嫩绛少苔。

证属：营卫不和，血行不畅。

法宜：调和营卫，佐以活血。

方宗：桂枝汤加减。

| 桂枝 10g | 白芍 10g | 炙甘草 7g | 大枣 6 枚 |
| 桃仁 12g | 红花 12g | 丹参 15g | |

7剂，水煎服。

12月29日二诊：药后汗减十之七八，脉弦缓，而尺急，舌嫩绛少苔。上方加山茱萸18g，7剂，水煎服。

2007年1月15日三诊：汗已止，脉弦缓。再予上方7剂，以固疗效。

按： 俗皆云：阴虚盗汗，且本案舌绛少苔颇似典型阴虚之舌，当予滋阴敛汗之剂。然脉弦缓，乃营卫不足之脉，而非阴虚。营卫虚，腠理不固，因而汗出。

此汗，又非营弱卫强风邪外袭之汗，因无恶风及头项强痛之表证，故知非风所致。营卫两虚，予桂枝汤调其营卫，实为营卫双补之剂。营卫复，腠理固，汗乃止。

营卫不足，何以夜间盗汗而白日无汗？盖卫阳本虚而失于卫护，白日尚可借时令之助，腠理固密而无汗；入夜，则卫入于阴，肌表失于卫护，反见夜间汗出。故此汗，不诊为阴虚盗汗及风邪所客而盗汗，乃据脉症，诊为营卫虚而盗汗。

《伤寒论》第53条曰："病常自汗出者，此为荣气和，荣气和者，外不谐，以卫气不共荣气谐和故尔。以荣行脉中，卫行脉外，复发其汗，荣卫和则愈，宜桂枝汤。"何以外不谐？风伤卫也，卫强而营弱，营卫不和而汗出。本案虽亦用桂枝汤，然无风邪，故去生姜之辛散，且不啜粥、温覆、频服之辅汗三法以取汗，桂枝汤发汗解肌之剂，一变而为辛甘化阳，酸甘化阴，轻补阴阳，以固表止汗之剂，此与第53条有所不同。

例11：营弱卫强

陈某，男，43岁。2005年8月15日初诊。

夜半汗出，头部为多，已年余，无恶风，余无所苦。

脉弦缓，舌可。

证属：营卫不和。

法宜：调和营卫。

方宗：桂枝汤加减。

桂枝 10g	白芍 10g	炙甘草 8g	大枣 7 枚
生姜 5 片			

3剂，水煎服，嘱其啜热粥温覆，先其时发汗，悉仿桂枝汤将息法服之。

8月22日二诊：药后得汗，自汗已止，无须再药。

按：本案与上案颇似，彼为营卫两虚，以桂枝汤去生姜，且无辅汗三法，意在轻补营卫；此则为卫强营弱，以桂枝汤先其时发汗，折卫之强，使营卫和谐。

何以知此为卫强？因夜半后汗出，此乃子时一阳生。卫强，又得时令阳升之助，则卫益强，因而阳升于上，迫津外泄而头汗，故以桂枝汤，先其时发汗以折卫强。而彼则入夜即汗，当酉至亥时，阴气正盛。若营弱卫强，则此时卫受时令之制，不当出汗，反汗出者，知非卫强，反为卫弱，肌表失护而为汗。故去生姜，且不先其时发汗，而成营卫双补之剂。脉症同，仅汗出时间有别，病机则异。所用方药相似，实亦相殊。

证本自汗，服桂枝汤复发其汗，二汗有何不同？乃一为邪汗，一为正汗。正汗的标准，即仲景于桂枝汤将息法中所云："遍身漐漐，微似有汗者益佳，不可令如水流漓，病必不除。"而邪汗恰与正汗相对，或大汗，或阵汗，或局部见汗，汗出脉不静热不衰。正汗出，则邪退正复，营卫调和矣，故病除。

仲景于桂枝汤将息法中，五次言汗。"一服汗出病瘥，停后服，不必尽剂"。意为太阳中风服桂枝汤后，已见正汗出，知营卫已和，无须继服。"若不汗，更服依前法。又不汗，后服小促其间，半日许令三服尽。若病重者，一日一夜服，周时观之。服一剂尽，病证犹在者，更作服。若不汗出，乃服至二三剂"。孜孜以求者，正汗也。尚须服药否，以正汗为标准；病愈否，以正汗为标准。正汗何以如此重要？此即《内经》所言："阳加于阴谓之汗。"必阴阳足，且能由肾通过三焦，直达腠理毫毛，方能阳气蒸腾，阴液施布，乃见正汗。所以正汗出，即可推知营卫调，阴阳和，邪退正复而病愈矣，此即测汗法。测汗法，实寓深意，且应用广泛。

十一、误汗

汗法虽为祛邪大法之一，有重要理论与临床价值，但误汗亦可助邪伤正，变证丛生。《伤寒论》对误汗的传变进行了详尽而深刻的论述，值得深入研究。但仲景所云之误汗，一是指狭义汗法，一是指火攻迫汗。若为扶正祛邪，或表里双解，或广义汗法，则不在此例，当灵活看待，不可一概而论。

例1：水肿误汗，转阴竭阳越

刘某，女，80岁。1995年2月24日初诊。

于1月下旬春节前，因咳喘（肺部感染）入院，输氨苄西林。咳喘减，但全身肿且痒甚，全身起小丘疹，微恶风，小便少，大便可。尿检（－）。

脉沉濡数，肺脉大。舌可，苔白。

证属：肺热盛，湿热蕴阻，三焦不通。

法宜：清宣肺热，清利湿热，通利三焦。

方宗：小青龙汤加石膏汤合麻黄连翘赤小豆汤。

麻黄6g	石膏25g	杏仁9g	桂枝9g
白芍9g	细辛4g	干姜5g	五味子5g
半夏8g	生姜5片	连翘12g	赤小豆30g

2剂，水煎服。加辅汗三法，取汗。

2月7日二诊：药后汗出，尿已下，肿已消。全身皮疹未退，出现头热轰鸣，耳鸣，心慌，身躁热，无恶寒，便干。脉代，迟数相代，约脉动40次一代。阳脉浮大，不任重按，阴脉弱。舌淡红，少苔。

证属：阴竭阳越。

法宜：滋阴潜阳，收敛浮阳。

方宗：三甲复脉汤。

生龙骨25g	生牡蛎25g	生龟甲25g	生鳖甲25g
生地黄12g	熟地黄12g	山茱萸18g	生白芍15g
五味子7g	玄参15g	牡丹皮9g	泽泻12g
怀牛膝9g	知母6g	黄柏6g	

2月20日三诊：上方加减，共服12剂，脉已不代，阳脉见敛，阴脉渐复。头晕热轰鸣、心慌，身躁热渐趋平稳，尿尚少，略肿，痒已轻，便已下。继予上方调理。

按：咳喘身肿，恶风，小便少，状似风水。以肺脉大，其咳喘因肺热可知，故予小青龙汤加石膏，宣肺化饮清热，合麻黄连翘赤小豆汤治其隐疹。汗后肿消尿下，然头热轰鸣，身躁热，阳脉大而阴脉弱且代，知上方虽使水道通利，然辛温升散，使虚阳浮动，将致关格，为误。故转予三甲复脉汤滋阴潜阳，累进十余剂，渐自安。

阴虚阳易动者，辛温升散当忌，若必欲汗之，亦当滋阴之剂佐之，以防阴阳离决。

例2：痹证误汗

蔡某，男，58岁，邻居岳丈。1982年6月3日初诊。

素腰痛，冒小雨关鸡窝，渐腿痛日重，服保泰松等罔效。强挨旬余，步履维艰，至夜尤剧，卧则骨如锤击，终夜扶炕沿呻吟。6月27日用车推至家中求诊。诊其脉弦大有力，又因冒雨而发，故予疏风散寒、除湿通痹之剂治之。4诊共服15剂，疼痛如故。冥思苦索，忽悟及从阴求阳、从阳求阴之训。此脉之弦大强劲，乃阳盛有余之象。阳盛者，必阴不能制也。且平素腰痛，知为肝肾不足，骨失养、筋失柔而剧痛。忆张锡纯先生有山茱萸治腿痛之先例，余仿效之，宗曲直汤。方用：

山茱萸 30g	白芍 15g	山药 20g	知母 6g
乳香 9g	没药 9g	当归 10g	丹参 15g
怀牛膝 9g			

2剂而痛减可忍，5剂痛竟大减，可自己骑车来诊。共服9剂，痛除。嘱服六味地黄丸1月，至今劳作如常。

按：痹者闭也，气血经脉不通而痛。何以不通？不外虚实两大类。实者乃邪阻经脉，气血不通，其邪当包括六淫，气血痰食；虚者，包括气血阴阳之虚，运行无力而不通。欲分清痹证之病机，首要在于分其虚实。欲分虚实，首重于脉。脉之沉取有力者为实，沉而无力者为虚，此乃脉诊最吃紧处。若脉过大强劲搏指，反是胃气衰，真气外泄之象，是大虚之脉，而非实脉，此等脉象最易误人。如脉如刀刃、弹石、薏苡仁等真脏脉，皆因胃气败，失其冲和条达之象而弹指，不可误为邪实之脉。

初诊以受雨浇且脉弦大，误予疏风散寒发汗，疼痛如故，此为误汗。诊脉之道，不仅要正看，且要反看，从阳求阴，从阴求阳。弦大搏指为阳有余，反面恰为阴不足，故据此断为肝肾虚，重用补肝肾、收敛真气之山茱萸而愈。

山茱萸，《神农本草经》谓其"逐寒湿痹"。因功擅收敛元气，补肝肾，正复而邪去，故痹得通。张锡纯谓其"得木气最厚，收涩之中兼具条畅之性"。张氏治周某腿痛案，卧床不能转侧。投以曲直汤10剂而痛止，步履如常。此与本案雷同，唯脉有异也。

例3：阳虚误汗

贾某，女，23岁，学生。1998年11月8日初诊。

发热恶寒，头身痛，无汗，呕吐两次，不欲食，不渴。体温最高39.7℃，曾于校医院输液，服解热镇痛药，大汗出，热虽减，但依然恶寒。登门来诊时，身裹军大衣，恶寒无汗，头身痛，体温38.2℃。脉沉紧。余断为太阳表实，予麻黄汤2剂，3小时服1煎，温覆发汗。1剂即汗大出，恶寒更重，且手足冷。心慌，眩晕，脉沉细而拘，改由我老伴诊视，断为大汗伤阳，予桂枝去芍药加附子汤。2剂愈。

按：发热恶寒，无汗，头身痛，脉沉紧，本为太阳表实，当予麻黄汤。因吾用麻黄汤较多，窃认为有把握，孰料大汗后恶寒更重。恍悟因该生素体较弱，且因服西药后已然大汗，再予麻黄汤发汗，误也。正如《伤寒论》辨发汗后病脉证并治第十八所云："发汗多，若重发汗者，亡其阳。"此案，教训深刻。

附录 "李士懋发汗法治疗寒凝证"的传承研究

杨 阳

一、李士懋对于汗法的创新见解

1. 战汗的范围

太阳病未解，可见战汗；少阳证未解，可蒸蒸而振见战汗；阳明病不解，下之可战汗。可见，三阳证皆可战汗。温病邪伏募原，以达原饮溃其伏邪，表里气通，邪正相争而战汗。邪气久羁，留连气分者，亦可冀其战汗透邪，法宜益胃，令邪与汗并，热达腠开，邪从汗出。阴虚者，邪气伏而不去，可益阴扶正，正复奋与邪争，可战汗而解。杂病中，正气虚而邪气久羁，益气温阳，亦可作战汗而解。由此可知，战汗范围颇广，并不局限于温病范畴。

2. 辛凉解表的意义

辛凉之剂意义何在？辛以解郁透邪，凉以清热，辛凉之剂的意义，在于宣解肺气之郁，使温热之邪得以透达于外而解。待肺郁解，津可敷，卫可布，即可阳加于阴而作汗。此汗，乃是正汗，是阴阳调和，是肺宣发肃降的结果。这就是为什么温病忌汗，又最喜汗解的道理。所以，辛凉清透之剂，不是狭义发汗剂，而是辛凉清透剂，当清透肺气的郁后，卫布津敷，自然汗出。故辛凉宣透剂，当属于广义发汗法的范畴。

3. 少阳证的禁汗

少阳证既然有半阴、半虚的一面，若用发汗法，当成实证来治，则犯虚其虚之戒，当然不妥，故少阳禁汗。

何以少阳证又喜汗解？《伤寒论》第102条云："凡柴胡汤病证而下之，若柴胡证不罢者，复与柴胡汤，必蒸蒸而振，却复发热汗出而解。"第230条云："与小柴胡汤，上焦得通，津液得下，胃气因和，身濈然汗出而解。"振，是振栗，即寒战。"必蒸蒸而振，却复发热汗出而解"，是战汗较轻者。

战汗，是汗法的一种特殊形式。战汗的发生，一由邪气阻隔，表里不通，正气不能外出与邪相争。待溃其伏邪，表里通达，正气出而奋与邪争，则战汗而解。一则是正虚不能驱邪，待扶正后，正气得复，则奋与邪争，亦战汗而解。小柴胡汤证之战汗，当属后者。小柴胡汤证有正虚的一面，正虚不能驱邪，致邪正相持而往来寒热。予柴胡汤后，柴胡、黄芩疏少阳之邪结，挫其邪势；人参、生姜、甘草、大枣益胃气；半夏交通阴阳。正气增，邪气挫，正气奋与邪争，蒸蒸而振，汗出而解。此即少阳证忌汗，又喜汗解之道理所在。忌汗者，忌狭义汗法之强发其汗；喜汗者，喜阴阳和调，正气来复之正汗。这种战汗而解的方式，属广义汗法，正符合少阳证是半虚半实、半阴半阳的本质。

二、李士懋汗法的中医原创思维、科学内涵与创新价值

1. 李士懋汗法理论体系的中医原创思维特征

李士懋汗法中的狭义和广义汗法的提出、测汗法的提出、汗法治疗里证之寒凝证的提出均有中医原创思维特征。

其科学内涵是李士懋提出的完整的汗法理论体系，具有明确的理论渊源、发展脉络，并有效地指导临床实践、能够很好地被传承。

这些原创思维都可以运用于临床，为广大患者服务，减轻患者的痛苦和家庭负担，具有重大的学术价值、经济价值和社会价值。

2. 李士懋提出寒凝证的诊断标准

李士懋汗法较其他汗法的相同之处是都可以治表证，不同之处是李老提出汗法亦可以治疗里证，并提出对寒凝证的诊断标准。

李士懋治疗寒凝证最大的特点是提出寒凝证的诊断标准，其寒凝证的诊断标准有三点：

一是脉沉弦拘紧，李老称之为"痉脉"。

二是疼痛。

三是恶寒。

依其在辨证中比重划分，痉脉占80%，疼痛占10%，恶寒占5%，其他舌征、体征、症状占5%，此乃约略之言。

汗法治疗寒凝证是李士懋教授经过50多年的临床实践，逐渐形成与完善的学术思想。其重点治疗在于"证"，而并非"病"，即寒凝证。充分体现了中医学辨证论治的辨治特色。临床四诊合参，辨证属于"寒凝证"者，均可用汗法治疗。

不同的疾病，在不同的阶段，会出现不同的证。无论任何疾病，在疾病发展过程中，出现"寒凝证"，均可采用"发汗法"治疗。发汗后，疾病未必痊愈，应"观其脉证，知犯何逆，随证治之"。发汗法为阶段性治疗，并非整个疾病的治疗。

中医治病，关键解决"证"，疾病的所有证均解决了，疾病便痊愈。发汗法仅治疗"寒凝证"，而并非治疗整个疾病。

3. 李士懋汗法理论体系的病证观

发汗法对于现代疾病如高血压病、冠心病、关节炎等，均有较好的疗效。

发汗法治疗寒凝证，针对的是"证"而非"病"，可与中医的病相结合，如胸痹、头痛、眩晕（高血压）、痹证等。现代中医临床对于以上疾病治疗如下：

对于胸痹，证属寒邪内侵痹阻胸阳，采用瓜蒌薤白白酒汤和当归四逆汤治疗。

对于头痛，证属风寒外束，采用川芎茶调散治疗。

对于痹证，证属寒痹，采用乌头汤治疗。

采用传统方法治疗以上疾病，有一定疗效。若采用发汗法治疗，效宏、力专，疗效更佳。能在短时间内解除寒凝状态。

汗法治疗寒凝证，不仅用于里实寒证，亦用于阳虚阴凝证。

阳虚阴凝者，并无外邪所客，纯为阳虚所致。由于阳虚阴盛而阴寒凝泣收引，其脉当沉弦细无力且拘紧。在扶阳的基础上，麻黄、桂枝、细辛等辛散之品亦可用。如仲景之桂甘姜枣麻辛附汤，意在转其大气，此时用麻黄、桂枝、细辛，并非发汗，乃激发鼓舞阳气之布散。方药虽似，然方义已变。《金匮要略心典》尤在泾注云："麻黄非独散寒，且可发越阳气，使通于外，结散阳通，其病自愈。"若虽阳虚阴盛，然脉已成格阳、戴阳，若再用辛散之品，则当谨慎，防其阴阳离决。若必欲用其解寒凝，不仅辛散之药量宜小，且须加山茱萸、龙骨、牡蛎，在温阳辛散的基础上，佐以收敛镇摄，防阳气之浮散。张锡纯之来复汤，即寓此意。

总之，发汗法治疗寒凝证，拓展了"汗法"的适用范围。从汉代的张仲景到现在的教科书均认为"汗法用于表证"，"表证应需汗解"。李士懋教授则创造性地将"汗法"用于"里证"，而且临床取得满意疗效。

三、汗法指导下的代表方——寒痉汤

寒痉汤是李老的自拟方。

1. 组成

桂枝 9 ~ 12g	生姜 9 ~ 15g	细辛 6 ~ 9g
炙甘草 6 ~ 9g	麻黄 6 ~ 9g	炮附子 10 ~ 30g
大枣 6 ~ 10 枚	全蝎 6 ~ 10g	蜈蚣 5 ~ 15 条

2. 煎服法

炮附子先煎 1 小时，加余药再煎 30 分钟，共煎两次，分服。2 ~ 3 小时服 1 煎，加辅汗三法，令其汗出。汗透，即正汗出，停后服；未透继服。汗后，再观其脉证，随证治之。若不令其发汗者，则1剂两煎，早晚饭后分服，不加辅汗三法。

3. 方义

此方实由桂枝去芍药汤、麻黄细辛附子汤、止痉散三方相合而成。

桂枝去芍药汤，见于《伤寒论》第21条："太阳病，下之后，脉促胸满者，桂枝去芍药汤主之。"此下之后阳虚，心阳不振而脉促胸满，以桂枝、甘草温振心阳，去芍药之阴柔酸敛，佐生姜、大枣益胃气。

麻黄细辛附子汤，见于《伤寒论》第301条："少阴病，始得之，反发热，脉沉者，麻黄细辛附子汤主之。"前已论及，此方可用于三种情况：一是太少两感，二是寒邪直入少阴，三是少阴阳虚寒凝。

桂甘姜枣麻辛附汤，见《金匮要略》水气病篇："气分，心下坚，大如盘，边如旋杯，水饮所作，桂枝去芍药加麻辛附子汤主之。"此方温阳散寒，桂枝温振心阳，附子温补肾阳，麻黄发越阳气，细辛启肾阳，鼓舞阳气之升腾敷布。麻黄、细辛、桂枝、生姜，散寒解寒凝，甘草、大枣益胃气。此方功用，重在转其大气，即仲景所云："大气一转，其气乃散"，大气者，人身之阳也，犹天之红日，"离照当空，阴霾自散"。寒痉汤取桂甘姜枣麻辛附汤，意即取其温阳散寒解寒凝。

止痉散由全蝎、蜈蚣组成，取其解痉，搜剔入络。三方相合，其主要功效为温阳散寒解痉。

附录 李士懋论汗法

李士懋（1936—2015），男，河北中医药大学教授，主任医师，博士研究生导师，第二、第三、第四批全国老中医药专家学术经验继承工作指导老师。其主要学术思想有：①辨证伤寒重视阳虚病机；②辨证温病重视火郁病机；③辨证杂病重视痰瘀互结病机；④临床诊断疾病以脉诊为核心，强调脉诊在中医诊断疾病过程中的决定性作用。其著作有《脉学心悟》《温病求索》《中医临证一得集》等多部。

河北中医药大学李士懋教授，学术上坚持中医理论指导下的辨证论治，尤重脉诊，擅长运用中医疗法治疗急症、心脑血管病及内科疑难杂症。

汗法即发汗法，为中医祛邪大法之一。汗法多用于邪在肌表者，以辛散之方药发汗，使邪随汗解。但李老师认为，汗法不仅用于表证，亦用于里证，如邪陷于里之沉寒痼冷之证，以及寒邪客于三阴引起的病变等。现代医学的脑中风、高血压病、冠心病、肾脏疾病、肺系疾病、肠胃病等，皆可施以汗法。并提出并非表证皆可发汗，里证亦可用汗法，正虚兼寒凝者亦可发汗。

一、并非表证皆可发汗

外邪包括风、寒、暑、湿、燥、火，感受六淫之邪所现的表证，其临床表现及机理又各不相同，并非皆为汗法所宜。

寒邪袭于肌表而形成的表之寒实证可汗，代表方剂为麻黄汤。风邪袭表之表虚证亦可汗，代表方剂为桂枝汤。桂枝汤虽发汗解肌，但其发汗的机理，从严格意义上来讲，已不属汗法，而应属和法，是通过调和营卫，燮理阴阳，使其自然而然汗出，此即正汗。桂枝汤中桂枝、甘草，辛甘化阳，以温振阳气；白芍、甘草，酸甘化阴，以补阴液。此方是在轻补阴阳的基础上，加生姜辛散，加甘草、大枣培中，扶正祛邪，用于正虚之外感。有些内伤杂证亦用桂枝汤，此时应用桂枝汤，就不以解肌发汗为目的，而在于调和阴阳。如《金匮要略》血痹虚劳病脉证并治篇共列 8 方，其中 4 方皆为桂枝汤之衍生方，由此可见张仲景用桂枝汤以补虚的用意。至于其他以桂枝汤加减用于补虚之方散见于《伤寒论》《金匮要略》诸篇中更是众多，故桂枝汤归为补剂、和剂更为恰当。

湿邪袭表亦可汗，代表方为麻黄加术汤及麻杏苡甘汤。但湿邪以脾胃为中心，必先有内湿而后感外湿。故湿伤肌表，阻遏气机，营卫之气不能正常敷布，而现营卫不和之表证。欲得营卫调、表证解，必先除湿，非单纯汗法可医，必兼以化湿之品，令微微似欲汗出者，风湿俱去也。

燥邪可有表证，然必兼津伤内燥，代表方剂为桑杏汤，清肃手太阴气分之燥，兼以疏解肺之郁，不可汗法再伤其津。其理同于风温犯肺，只不过津伤较著而已。

伤于暑邪，可见形似伤寒之表证，但暑多夹湿，且初起即犯阳明，呈气分热证，主以白虎汤，非汗法所宜。若暑兼寒，见恶寒无汗之表实证者，主以新加香薷饮，发暑邪之表；若兼气虚者，主以清暑益气汤，取辛甘化阳、酸甘化阴之法。

火邪性同温热之邪，感而发病者即温病也。温邪上受，首先犯肺，肺气郁，卫阳不得宣发而现恶风寒之表证。肺郁为本，卫分为标，虽有表证，实无表邪，故温病忌汗，汗之不惟不解，反生他患。然温病又最喜汗解者，乃辛凉宣透之后，肺郁解，卫气与津液可正常敷布，阳加于阴而出之正汗。据此正汗，可知已然表解里和矣，故温病忌汗，又最喜汗解。所谓表证当汗，尚须具体分析，不能笼统言之。

真正须以发汗法所治之表证，主要指寒邪袭于肌表的表寒实证，以及湿伤肌表的表湿证，寒与湿皆为阴邪，宜辛温发散。至于风、暑、燥、火温热之邪所引发的表证，若兼寒者，则当兼发其汗；若不兼寒邪，非汗法所宜，治各不同，不能笼统地讲表证当汗。

二、汗法可用于里证

根据李老师多年临床实践经验，认为里证亦可汗，甚至杂证、久病也可汗。若寒邪凝闭于里者，无论新感、久病或时令、杂证，亦皆可汗之。如冠心病、高血压病、风湿或类风湿关节炎、肾病、干燥综合征、消化系疾病、泌尿系疾病、五官科疾病等，只要具寒邪闭郁所引起的寒象、疼痛、水饮凝结等特征，其脉沉弦紧滞凝泣者，虽无表证，李老师亦以汗法治之。

三、正虚兼寒凝者亦可发汗

正虚者固不宜汗，然而正虚兼寒邪凝闭者，亦可在扶正的同时，汗而解之。所谓正虚，包括阴阳气血的虚衰。阳虚而寒凝者，可温阳散寒，如麻黄附子细辛汤、麻黄附子甘草汤。《伤寒论》麻黄附子甘草汤即"微发汗"。阴血虚而寒凝者，此寒无论在表或在里，皆可在养阴血的同时，汗而解之，如加减葳蕤汤、张景岳理阴煎。气虚而寒凝者，可益气散寒，如人参败毒散或补中益气汤加散寒之品。正虚而兼寒凝者，须权衡正虚与寒凝的轻重，或以发汗药为主，兼以扶正；或以扶正为主，兼以散邪发汗。

四、汗法的应用指征

李老师认为，脉弦紧拘滞，乃寒主收引、凝涩之反映在脉象的特征，仿佛脉呈痉挛状态，李老师将此脉命名为痉脉。这种脉象，可浮可沉，若邪客于表者，可因寒之凝涩收引而脉沉；寒袭于里者，亦可脉沉。见这种寒痉之脉，若出现心绞痛，则解为寒痹心脉；若出现高血压病之头晕头痛，则解为寒凝血脉痉挛而血压高；若见憋气、呼吸不利，则解为寒伏于肺；若见消化系统症状，则解为寒犯胃肠；若见水肿，小便不利，则解为寒伏三焦等，凡此皆可汗而解之。

至于舌诊，可正常，可舌淡胖，可舌红暗绛紫等。此等红暗绛紫之舌，皆寒凝血瘀所致，不以热看。临床见此痉脉，即可用汗法散其寒，待汗出透之后，再观其变，依法治之。

177

五、汗法的疗效标准

发汗后，有的患者症状减轻，疾病痊愈；有的患者病情未减，甚至加重。李老师强调，同样是汗出，有的为正汗，有的为邪汗。邪汗临床特点：①局部汗出，往往是头部或头胸部汗出；②阵阵汗出，往往是上部阵阵汗出；③大汗或汗不彻；④汗出热不衰，脉不静。正汗是表解里和，阴阳调和之自然汗出，其临床特点：①遍体皆见，头、躯干、四肢皆见汗；②持续不断，汗出可持续半夜或整夜；③微微汗出；④随汗出而热衰脉静。

正汗之出，并非简单地水液渗出于肌肤。"阳加于阴谓之汗"（《素问·阴阳别论》）。必阴阳充盛，且输布通畅，方能阳气蒸腾，阴液敷布而为汗。阳气之生，根于先天，生于后天。阴精之生，亦根于先天，生之于后天。阴阳的敷布，赖肾水之升，脾之运化，肺之宣降，肝之疏泄，三焦之通畅，各脏腑组织之升降出入正常，方可阳加于阴，汗乃出。《灵枢·本脏》云："肾合三焦膀胱，三焦膀胱者，腠理毫毛其应。"三焦乃水液之通道，原气之别使；理者，脏腑肌肉之纹理也。此纹理，布满全身，从脏腑直到肌肤毫毛，皆须阳气充塞，阴精敷布，此即阴阳调和。

六、发汗的必要条件

发汗剂首推麻黄汤。但临床用麻黄汤及其衍生方时，并不见得汗出，且用量并不少，连续用药数日乃至数十日，亦未见汗出。李老师认为，欲用发汗剂令其汗，不仅有是证，用是药，且须用之得法，方可汗出。其法包括：①啜热粥，或多饮暖水；②温覆；③连续服药：不能早晚各一煎，而是每隔二三小时服一次，直至正汗出乃止。若未见此正汗，则继续服，直至二三剂。若未见正汗而先见变证，则不可续予发汗剂，当观其脉证，知犯何逆，随证治之。李老师将此三法，称之为"辅汗三法"。服发汗剂，加此辅汗三法，皆可得汗；无此三法，虽用汗剂，亦未必发汗。用辅汗三法的最佳标准是正汗出。汗未透者，继续用；正汗出者，停后用。过用则大汗亡阳、伤阴，为误用。

七、病案举例

1. 寒痹胸阳

患者，男，26岁，2006年10月22日初诊。

1个月前淋雨感冒，愈后觉胸闷憋气、心慌、精力不济。脉沉紧，舌略暗红、少苔。查体：心肌酶（－），心电图 V_2～V_3 导联 ST 段抬高大于 2mV，Ⅲ、aVF 导联下降大于 1mV。诊断：心肌炎。

中医辨证：寒痹胸阳。

治法：辛温散寒，麻黄汤主之。药用：麻黄 9g，桂枝 12g，杏仁 10g，炙甘草 8g。2剂，水煎服。每隔3小时服1煎，温覆令汗。

10月24日二诊：药后得汗，胸闷憋气已除，心悸亦减轻，精力好转。脉阳弦无力，尺弦，舌稍暗少苔。

方取苓桂术甘汤加附子：

桂枝 12g，炙甘草 9g，白术 10g，茯苓 15g，炮附子 15g。7剂，水煎服。

10月29日三诊：服第1剂时，心悸加重，持续约2小时，继服所剩3剂，未再出现持续心慌。诉偶有心慌，他症已除。脉仍阳弦无力，尺弦，舌略暗红。

上方加生晒参 12g、黄芪 12g、丹参 15g。上方加减共服21剂，症除，脉弦缓，心电图恢复正常。

按：脉沉紧，系寒邪凝泣之脉。李老师以脉解症，以脉解舌。症见胸闷、憋气、心悸、精力不济，皆寒邪痹郁使然。胸阳被遏，气机不畅而胸闷、憋气；邪扰于心，心君不宁而心慌。舌虽略暗红，因脉为阴脉，故此舌不以热看，乃寒凝血脉行泣使然。寒从何来？概因冒雨感寒，表寒虽去，而伏郁于里之寒邪未已，仍呈寒凝之象，故发汗祛邪。汗法皆云邪在表者，汗之祛其在表之邪，鲜有云寒在里者当汗。李老师认为，寒在经、在脉、在筋、在骨、在腑、在脏者，亦可汗而解之，祛邪外出。本案外无表证，知寒不在表，诸症皆是里之象，故亦汗而解之。汗后脉之紧象及胸闷憋气、心慌诸症随之而缓。汗后阳脉弦而无力，阴脉弦而有力，乃寒去，阳虚之象显露。此脉意义同于胸痹之阳微阴弦。阳微者上焦阳虚；阴弦者，下焦阴寒盛。阳虚而阴寒上干，蔽阻阳位，故胸痹而痛。此案乃阳虚，阴寒乘于阳位，当宗人参汤法。方中桂枝、甘草辛甘化阳，以振心阳，更加附子温少阴心、肾之阳，此即"离照当空，阴霾自散"。下焦厥寒上乘，必夹水饮浊邪上泛，故方中茯苓、白术培土以制水。《金匮要略》治胸痹之人参汤，乃脾阳虚，故培中制水；本案阴弦乃肾寒，故取附子以暖肾祛寒，二者略有差异，然皆为虚寒者设。

2. 寒湿痹阻

患者，女，50岁，2003年9月12日初诊。

四肢酸痛已七八年，遇凉则重。脉沉紧迟，舌苔白。

中医辨证：寒湿痹阻经络。法宜：温阳散寒通经。

方予桂枝芍药知母汤。

桂枝12g，炮附子15g，制川乌15g，麻黄8g，白芍12g，白术12g，防风10g，知母7g，生姜6片。3剂，水煎服。每3个小时服1煎。药后啜粥，温覆令汗。汗出，停后服。

9月16日二诊：药后已汗，四肢酸痛明显减轻，右臂酸痛尚较明显。脉紧已除，转弦缓。

上方改麻黄为4g，加穿山龙15g、海风藤18g、蜈蚣5条、地龙12g。7剂。

9月24日三诊：药后四肢酸痛已除，脉弦缓。

方改黄芪桂枝五物汤主之，扶正以善后。处方：黄芪12g，桂枝12g，白芍12g，生姜6片，大枣6枚，当归12g，川芎8g。14剂。

按：脉沉紧迟，乃寒邪闭郁之象，则此四肢酸痛，当为寒湿留恋经络所致。已然七年多，虽非新感，但寒邪未去，仍当汗而解之，俾邪祛阳气通，酸痛当除。桂枝芍药知母汤，为寒湿化热，外伤肢节，内冲心胃之治。此方可据证以变通，寒重者重用桂枝、附子、麻黄、防风，更增川乌散风祛寒以通经；湿重者，增白术，或加苍术、薏苡仁等；热重者，增加知母之比例；桂枝、白芍、甘草、生姜以调营卫，可权衡寒、湿、热之轻重，灵活加减变化。二诊汗出寒解，脉紧除，然诸症虽减未已，知寒湿未尽，故仍用上方加通经之品。方虽同但不用助汗之法，故无汗出。可见通经散寒之剂，加助汗之法，即成汗剂；不用助汗之法，则非汗剂。三诊改用黄芪桂枝五物汤，乃邪已去，拟扶正以固本。

3. 寒邪凝滞

患者，女，57岁，2002年11月16日初诊。

左足背痛胀（西医疑为静脉炎或淋巴管炎，治未愈）已半年，胃脘不舒，嗳气不得，左胁痛，胸中烦闷。颈部瘰疬3年，局部无红肿热痛。血压140～150／90～95mmHg。脉沉紧滞有力，舌尚可。

中医辨证：寒邪凝滞。

法宜：发汗散寒。

方宗五积散加减。麻黄7g，苍术10g，赤芍10g，白芍10g，当归12g，川芎8g，炒枳壳8g，桂枝10g，干姜6g，茯苓12g，厚朴9g，陈皮9g，法半夏9g，葱白1茎，王不留行30g。

4剂，水煎服。加用辅汗三法，汗透停后服。

11月20日二诊：药后得汗，足、胃部症状皆减轻，脉尚沉紧滞，两寸较旺。

仍予上方，加黄芩10g、怀牛膝12g，继服7剂，不用辅汗之法。

2003年1月15日三诊：上方加减，共服21剂，未再汗，足痛消，胃气和，嗳气除，颈部瘰疬亦减，但未愈。脉转弦缓。

按：以脉沉而紧滞，故诊为寒凝，而予五积散发汗。汗后虽减，脉仍如前，故仍予原方散寒化湿。虽迭服20余剂，因未用辅汗三法，故未再汗。寒湿去，胃和、足痛止。瘰疬何以随之亦减？因瘰疬毕竟属阴证，虽有肿大，无红、热、痛之阳证特征，何况更兼寒凝的沉而紧滞之脉，所以瘰疬为阴证无疑。故用温阳散寒之法而取效。